JN245187

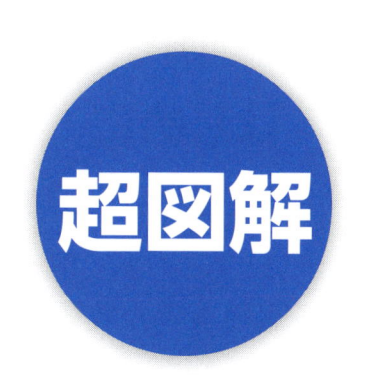

超図解

問題解決型リーダーになる
4つのチカラ

はじめに

なぜ, いつまでたっても多職種連携が実現できないのでしょうか?

なぜ, どこの施設でも不毛な忙しさに陥っているのでしょうか?

なぜ, 本当に頑張っているスタッフが報われないのでしょうか?

なぜ, 組織は変わらないのでしょうか?

それは, 組織で問題解決する技術である「ノンテク」が

これまで医療現場になかったからです。

だからこそ私は

「ノンテクを身につけた問題解決型リーダーが医療の未来を創る」

と確信を持って言い切ります。

さあ, 問題解決型リーダーになるための授業を始めましょう。

本書の特徴と使い方

本書は徹底的に**学びやすさ**にこだわりました。

そのなかで，2つの大きな特徴があります。

1つ目は，「**超図解**」。本編はすべて，左側が図解になっています。パラパラと図解を流し見するだけで内容を理解できるようになっていますので，文章を読むのがニガテな方は（実は筆者もニガテです），ぜひ図解だけを見て学んでみてください。

2つ目は，「**会話形式**」。全編にわたり，2人の医療者が生徒となって，筆者の授業を受けていきます。本書を読み進めるうちに，まるで2人と一緒に学んでいるような感覚になるはず。ぜひ，それを楽しんでみてください。

図解だけ見て学べる！

全編が会話形式！

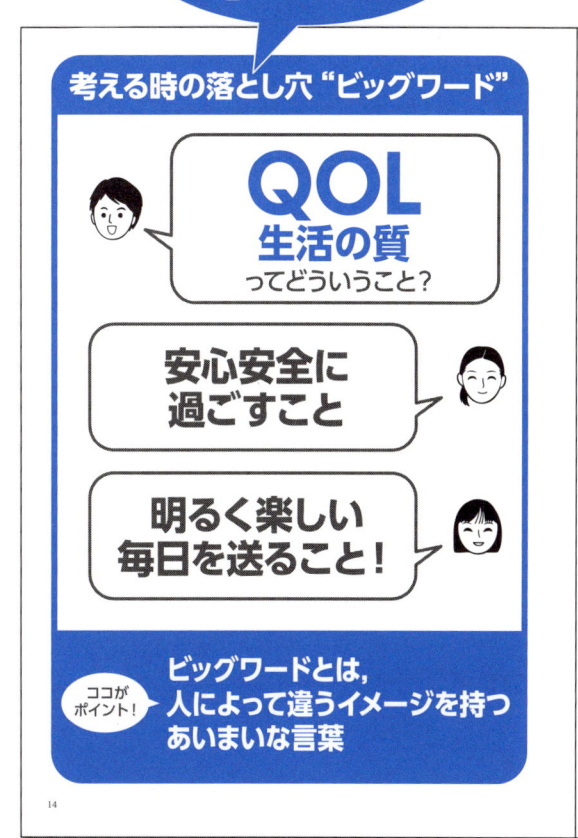

考えるってどういうこと？

考える第一歩は「自分の言葉で語る」こと

佐藤・それでは授業を始めます。ノンテク授業1限目の科目は「考えるチカラ」です。では，そもそも考えるってどういうことだと思いますか？

すず・あらためてそう聞かれると…（汗）。あ，自分の頭を使うとか!?

はるか・私は，自分の言葉でちゃんと語っていることだと思いました。

佐藤・お2人とも正解です！ 例えば，誰かが言ったこととか，本に書いてあることを単にしゃべるだけでは，考えているとは言えなさそうですよね。そうではなく，自分の思いを何かしらの言葉にしてみることが，考えることの第一歩になります。考えるというと，よく「論理的思考」とか「概念化」とか「構造化」などの言葉が出てきますが，けっしてムズカシくとらえる必要はありません。まずは，自分の言葉で語ってみることから始めてみましょう。

すず・そんなことでいいんですか!?　おしゃべりでいいなら，私得意です（笑）。

ビッグワードを使わない

佐藤・考える第一歩は，自分の言葉で語ること。ではここからは，その「言葉」に少しこだわっていきます。「QOL」っていう言葉をご存じですよね？ 「生活の質」という意味ですが，では，お2人にとって「生活の質」とはどういうことですか？　カウントダウンしますので，同時に答えてみてくださいね。3，2，1，はいどうぞ！

はるか・安心安全に過ごすこと。

すず・明るく楽しい毎日を送ること！

佐藤・あれ？ 内容が異なっているようですね。これって，よくよく考えてみるとおかしいと思いませんか？

はるか・どのようにイメージしているか，お互いに違うということですよね。

佐藤・そうですね。このように，現場で何げなく使っている言葉の中には，スタッフそれぞれで違うイメージを持っているものが，実は意外にたくさんあります。そのような言葉のことを「ビッグワード」と言います。ビッグワードとは，「**あいまいな言葉**」という意味です。ビッグワードを使ってしまうと，今のようにお互いが違う認識を持つことで，コミュニケーションミスが起こってしまいます。それでは，現場でもよく使われるビッグワード注意報を発表したいと思います。先ほどのQOLのような「名詞」もそうですが，最も気をつけなければならないのが「形容詞」や「副詞」です。

◎実際に授業を受けている感覚
◎先生役（佐藤）のセリフは，そのまま院内教育のシナリオに

一方で，本書は徹底的に**使いやすさ**にもこだわりました。

みなさんご自身が学ぶだけでなく，院内教育などにも使っていくことができます。やり方は，みなさんが筆者（先生）役をするだけ。本文の筆者のコメントを，そっくりそのまま，学習者の方々に順番に伝えていってみてください。すぐに答えを言わずに，少しだけ考えてもらうのがコツです。また，その時に利用できるスライド（PDF）や動画は，下記URLからダウンロードできます。

http://www.nissoken.com/1814/index.html

登場人物

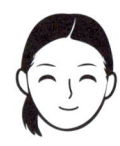

はるか●臨床経験10年の看護師。しっかりもので几帳面。いつも冷静で真面目。現場で人を動かすことの難しさを実感しており，リーダーに必要なことは何かを日々考え，悩んでいる。

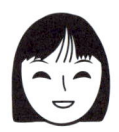

すず●臨床経験5年の看護師。何事にも積極的で熱意がある。少しおっちょこちょいでお調子者。自分にまだ自信はないものの，リーダーという響きに憧れ，興味を持ち始めている。

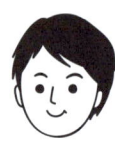

佐藤●メディカルアートディレクター。透析医療に10年従事したのち，現在，ノンテクを通じた医療現場の問題解決と組織変革をサポートしている。メディカルアートディレクターとは，医療（メディカル）の組織（アート）を演出する人（ディレクター）という意味で，本人がつくった名称。

CONTENTS

オリエンテーション

ノンテク授業1限目　考えるチカラ

ノンテク授業2限目　伝えるチカラ

ノンテク授業３限目　決めるチカラ

ノンテク授業４限目　動かすチカラ

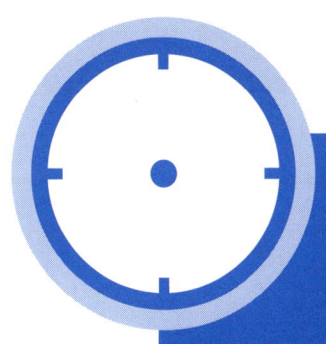

オリエンテーション

- 多職種連携時代に問題解決型リーダーがなぜ必要!?
- ノンテクの4つのチカラって?
- 「わかる」を「できる」に変える学び方

多職種連携時代に必要なリーダーって？

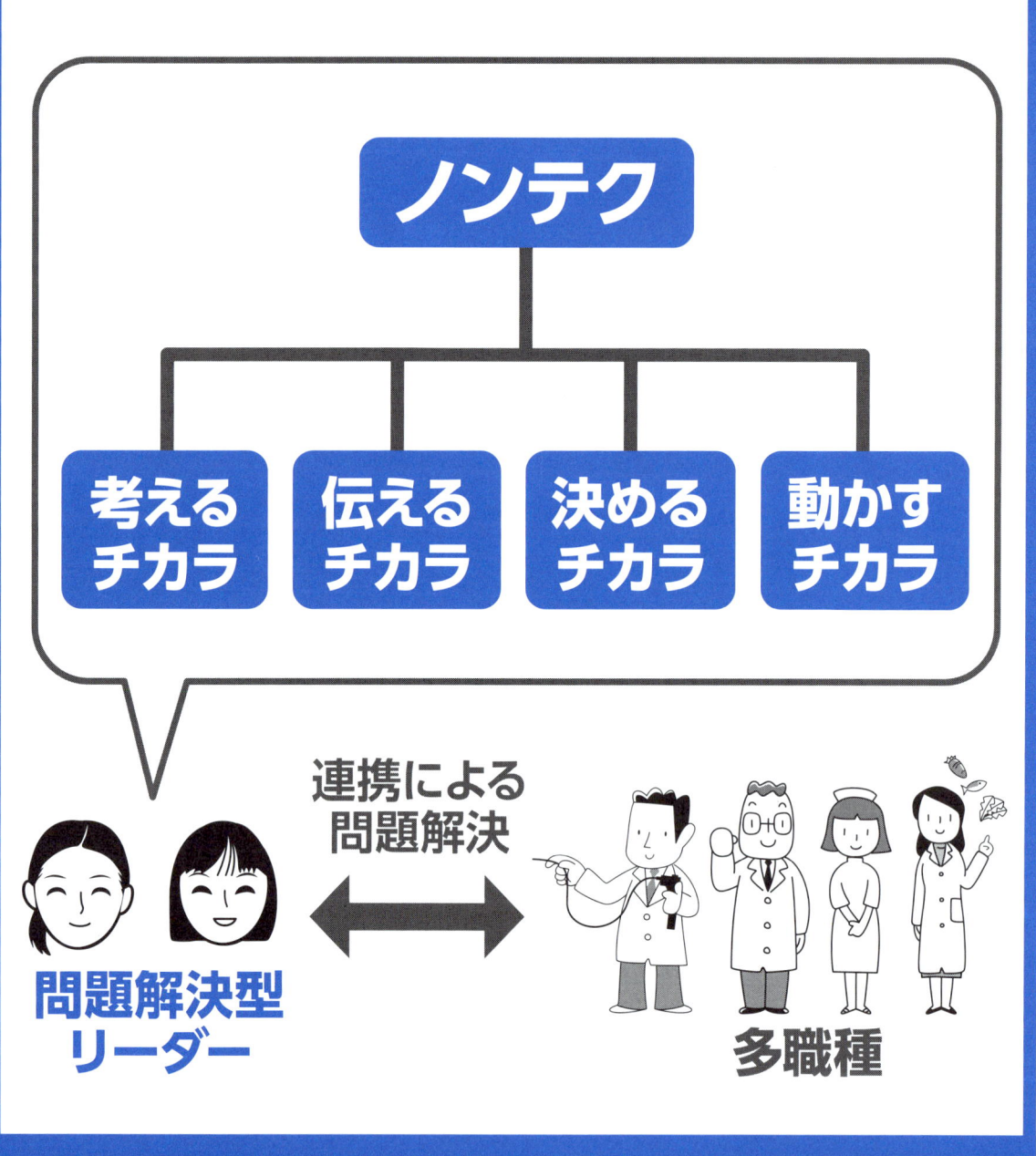

ノンテク

考える
チカラ

伝える
チカラ

決める
チカラ

動かす
チカラ

連携による
問題解決

問題解決型
リーダー

多職種

ココが
ポイント！

ノンテクを身につけた問題解決型リーダーが必要

多職種連携時代に問題解決型リーダーがなぜ必要!?

多職種連携とノンテク

佐藤・はるかさん，すずさん，こんにちは！　これから一緒に，ノンテクニカルスキルについて学んでいきますのでよろしくお願いします。その前に，ノンテクニカルスキルという言葉って，長くて噛んでしまいそうですよね（笑）。なので，ここからは「ノンテク」と覚えてくださいね！

すず・ノンテク！　確かに言いやすい（笑）。

佐藤・ところで最近，多職種連携っていう言葉をよく耳にしませんか？

すず・地域包括ケアとかチーム医療の話が盛んなので，よく聞きます！

佐藤・そうですよね。これまでの医療は職種ごとにわかれていましたが，多様化する患者さんのニーズや価値観に応えていくために，多職種が連携して医療を提供していく必要性が高まっています。では，お2人の病院では，実際に多職種連携が進んでいるでしょうか？

はるか・正直，なかなか進んでいませんね。

すず・単なる標語になっていて，絵に描いた餅になっちゃってます！

佐藤・ではなぜ，絵に描いた餅に終わってしまうんでしょうか？

すず・だって，「で，だからどうすればいいの？」って思っちゃいますよ！

はるか・具体的なやり方の話がほとんどないんです。それなのに，「多職種連携が大事」という言葉だけが一人歩きしていて…。

佐藤・良いポイントですね！　いくら「意識（やりたい）」や「知識（わかる）」があっても，それだけでは行動に移すことはできません。それには「技術（できる）」が必要なのです。例えば，いくらアスリートが，「100mを9秒台で走りたい！」と願っても，そのための本をいくら読んでも，実際にトレーニングしなければ，それが実現することはありませんよね。

はるか・そういえば，多職種連携に必要な技術という話は，ほとんど聞いたことがありません。

佐藤・そうですよね。それもそのはず。今までの医療には，ノンテクという考え方がほとんどなかったからなんです！

はるか・多職種連携とそのノンテクは関係があるんですね。

佐藤・関係大アリなんです！　それどころか，**ノンテクは多職種連携における一番大事な技術**であるといっても過言ではありません！

すず・（先生，いきなりテンション上がってるわ〜…）

ノンテクとは，組織で問題解決する技術

佐藤 まず，**ノンテクとは**何かを一言で説明します。それは，**「組織で問題解決する技術」**です。

すず モンダイカイケツ？ それってインシデントやアクシデントとかの問題を解決するっていう意味ですか？

佐藤 もちろん医療安全に関する問題を解決することもそうですが，それだけではありません。それどころか，**問題解決とは，医療そのものである**とすら言えるのです！

はるか，すず !?

佐藤 だって，患者さんの健康に関する問題を解決することが，医療の目的のはずですよね？

すず そう言われてみれば…。

佐藤 では，普段の業務でやっていることは，患者さんの健康に関する問題解決だけでしょうか？

はるか 感染対策や業務改善なども，問題解決と言い換えることができますよね。

佐藤 ですよね！ つまり，普段のあらゆる業務が問題解決の繰り返しなんです。

すず わかった！ その**問題解決を多職種が連携してやっていくことが大事**なんですね!?

佐藤 そのとおり！ では，多職種が連携する流れを説明しましょう。まず，問題が出てくると，それを解決するために多職種が集まります。このなかで，その問題解決に一番適した職種のスタッフがリーダーに，ほかの職種のスタッフたちがフォロワー（リーダーを支える人）になります。こうしてできるのが，いわゆるチームですね。そのチームが，問題解決に向けて動き出し，それが実現できたら，最後は解散します。

はるか この多職種連携を行ううえで必要になるのが，ノンテクという「組織で問題を解決する技術」なのですね？

佐藤 ご名答！ いくら多職種連携をやろうと思っても，そのために知識を身につけても，ノンテクがなければ実際に実現することができない。これが，これまで多職種連携が絵に描いた餅で終わっていた理由です。だからこそ，**多職種連携時代の医療には，ノンテクを身につけたリーダー，つまり問題解決型リーダーが求められるんです！**

すず 問題解決型リーダーって，カッコイイ響き！ でも，私でもなれるのかな…？

佐藤 「なる！」という強い意志と，そのための行動があればなれます！ このノンテク授業によって，ぜひそれを証明していきましょう！

ノンテクの4つのチカラって？

ノンテクはいろいろな技術をまとめたもの

はるか・先生，これからの多職種連携の時代にノンテクを身につけた問題解決型リーダーが必要ということはわかったのですが，肝心のノンテクというのは，どういう技術なんでしょうか？　組織で問題解決する技術と言われてもいまいちピンとこなくて…。

佐藤・そうですよね！　**実はノンテクって1つの技術ではなく，いろいろな技術をまとめたもの**なんです。では，お2人にお聞きします。多職種が連携して問題を解決したいと思ったらまずどうします？

はるか・例えば，どんな問題があるのかを見つけたり，それをどうやったら解決できるかを考えたり…とかですか？

佐藤・ですよね！　それには，「考えるチカラ」が必要。でも，自分の頭の中で考えるだけでいいのでしょうか？

すず・あ，ほかの職種のスタッフとコミュニケーションしながら，一緒に考えないと良いアイデアなんて出ませんよね？

佐藤・そうです！　そのためには「伝えるチカラ」が必要。一方，単に多職種でコミュニケーションするだけではなく，問題を解決する方法を決めなければなりません。それには「決めるチカラ」が必要。では，問題を解決する方法を決めて終わりでいいですか？

はるか・決めたことは，実際にやらないと意味がないですよね。

佐藤・そう！　最後は組織を動かしていかなければ，すべては絵に描いた餅で終わってしまいますね。だから「動かすチカラ」が必要。このように，**問題解決型リーダーには，「考えるチカラ」「伝えるチカラ」「決めるチカラ」「動かすチカラ」の4つのチカラが必要**になるのです！　さて，ここから4限にわたって，お2人にこの4つのチカラを学んでいただきます。そして，放課後にはきっと，問題解決型リーダーの卵になっていることをお約束します！

すず・先生，そんな約束して大丈夫ですか～？（笑）　正直，私がリーダーになるなんて想像もできないし，自信もないです…。でも，いつまでも逃げてちゃダメですよね！　頑張って問題解決型リーダーを目指します！

はるか・中堅クラスになるにつれて，テクニカルスキル（専門技術）とは別に必要なものがあるのではないかとモヤモヤしていましたが，この4つのチカラがもしかしたらそうなのかもしれません。私も頑張りたいと思います。

佐藤・お2人とも素晴らしい意思表明ですね！

「わかる」を「できる」に変える学び方

「反復練習」が能力開発のカギ

佐藤 • オリエンテーションの最後に，ノンテク授業の学び方についてお伝えしておきます。お2人にお聞きしますが，学会や院内研修などは，通常，どのような学び方をしますか？

はるか • 講師や演者のお話を聞いて学ぶのがほとんどだと思います。

佐藤 • そうですよね。参加者が横一列に並んで，真っ暗な中，文字だらけのスライドを，講師がひたすら説明する。そのような講義形式が一般的です。

すず • 講義って眠くなるし，覚えられないんですよね～。

佐藤 • それも当然！　というのは，一方的な講義ではほとんど学びが定着しないと言われているんです。

はるか • 納得ですね。スタッフ同士でもよく，「学会や研修で学んでも，なかなか業務に活かせないよね」という話をしているので。

佐藤 • 一方的な講義では学びが定着しないのは，**「後知恵バイアス」**に誰もがハマッてしまうから。後知恵バイアスとは，学ぶ前は知らなかったはずなのに，学んだ瞬間に「な～んだ，そんなこと当たり前でしょ！」と感じてしまう思い込みのことです。

すず • あ，それよくあります！　本を読んでわかったつもりになっちゃう…。

佐藤 • そう！　なので私は，「わかったつもり現象」と呼んでます（笑）。さらに言えば，単にわかるだけでもダメ。だって，わかったことは実際に現場で「できる」ようにしなければ意味がありませんよね？　でも，実はこの**「わかる」と「できる」には，大きな壁がある**んです。

はるか • 「わかる」と「できる」の壁…。私もこれまで，学んだことを業務で使ってみようとした時に，そのようなことを感じた経験がいくつもあります。

佐藤 • では，その壁を乗り越えるために必要なことは何か？　それはたった1つ，**「反復練習」**です。10回やってダメなら100回，100回やってダメなら1,000回，繰り返し練習するのみ。アスリートと一緒ですね。

すず • 学生時代に部活をやっていた時も，ひたすら練習しましたよ～（泣）。

佐藤 • ですよね。その反復練習を行う時に最適なのが，事例の登場人物になったつもりで議論していく**「ケースメソッド」**と，その事例として自分の業務を取り上げる**「アクションラーニング」**という学び方。つまり，疑似体験を通じて反復練習していくのが能力開発のカギです。なので，このノンテク授業も，これらの学び方で進めていきます。では，楽しく学んでいきましょう！

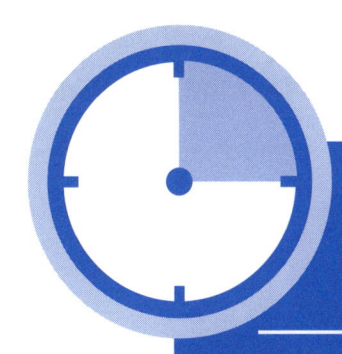

考えるチカラ

- 考えるってどういうこと?
- 論理的思考は「箱をつなげてイメージする」
- 問題解決の地図を手に入れる
- 問題解決の地図を使ってみよう!
- 【問題】を深める!
- 【原因】を深める!
- 【対策】を深める!

考える時の落とし穴 "ビッグワード"

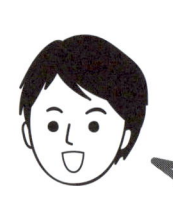

QOL
生活の質
ってどういうこと？

安心安全に
過ごすこと

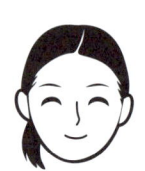

明るく楽しい
毎日を送ること！

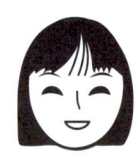

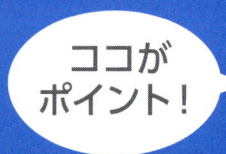
ココが
ポイント！

ビッグワードとは，
人によって違うイメージを持つ
あいまいな言葉

考えるってどういうこと？

考える第一歩は「自分の言葉で語る」こと

佐藤・それでは授業を始めます。ノンテク授業1限目の科目は「考えるチカラ」です。では，**そもそも考えるってどういうことだと思いますか？**

すず・あらためてそう聞かれると…（汗）。あ，自分の頭を使うとか!?

はるか・私は，自分の言葉でちゃんと語ってみることだと思いました。

佐藤・お2人とも正解です！　例えば，誰かが言ったこととか，本に書いてあることを単にしゃべるだけでは，考えているとは言えなさそうですよね。そうではなく，自分の思いを何かしらの言葉にしてみることが，考えることの第一歩になります。考えるというと，よく「論理的思考」とか「概念化」とか「構造化」などの言葉が出てきますが，けっしてムズカシくとらえる必要はありません。**まずは，自分の言葉で語ってみることから始めてみましょう。**

すず・そんなことでいいんですか!?　おしゃべりでいいなら，私得意です（笑）。

ビッグワードを使わない

佐藤・考える第一歩は，自分の言葉で語ること。ではここからは，その「言葉」に少しこだわっていきます。「QOL」っていう言葉をご存じですよね？　「生活の質」という意味ですが，では，お2人にとって「生活の質」とはどういうことですか？　カウントダウンしますので，同時に答えてみてくださいね。3，2，1，はいどうぞ！

はるか・安心安全に過ごすこと。

すず・明るく楽しい毎日を送ること！

佐藤・あれ？　内容が異なっているようですね。これって，よくよく考えてみるとおかしいと思いませんか？

はるか・どのようにイメージしているか，お互いに違うということですよね。

佐藤・そうですね。このように，現場で何げなく使っている言葉の中には，スタッフそれぞれで違うイメージを持っているものが，実は意外にたくさんあります。そのような言葉のことを「ビッグワード」と言います。**ビッグワードとは，「あいまいな言葉」**という意味です。**ビッグワードを使ってしまうと，**今のように**お互いが違う認識を持つことで，コミュニケーションミスが起こってしまいます。**それでは，現場でもよく使われるビッグワード注意報を発表したいと思います。先ほどのQOLのような「名詞」もそうですが，最も気をつけなければならないのが「形容詞」や「副詞」です。

日常よくあるビッグワードだらけの会話

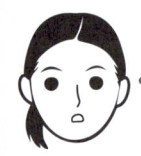 あれちゃんとやってる？

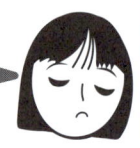 それが，自分なりに頑張ってはみたんですがうまくできなくて…

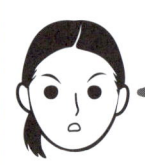 できてない!? 今週末までにお願いって言ったよね！ ちゃんとやってきてくれないと困るわ。間に合うの？

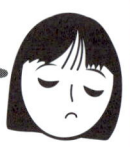 スミマセン，わからないところが多くて…

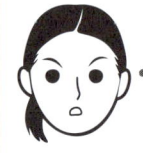 だったら，Cさんに聞いてみなさい！彼女詳しいから！

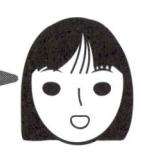 はい，できるだけ自分で努力してみて，できなければちょっとお願いしてみます。

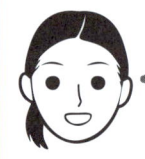 頼むわ！ しっかり責任を持ってやってね！よろしくね！

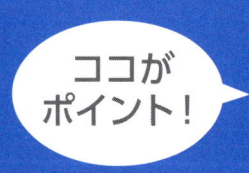 ココがポイント！ ビッグワードを使うたびに思い違いと思考停止が起こっている

例えば，主任さんに「このレポート，早めにお願い！」と渡されたとします。この「早めに」って，いつをイメージしましたか？

はるか・私は当日をイメージしました。勤務が終わるまでかなと。

すず・私は2日か3日かなぁ？　1週間では長すぎるし…。

佐藤・このように，人によってズレてしまうのが自然です。では，次の会話からビッグワードを見つけてみてください。

はるか・「あれ」「ちゃんと」「やってる」「自分なり」「頑張って」「今週末」。

すず・あ，「わからない」「多くて」「詳しい」，あとは「できるだけ」とか「ちょっと」「しっかり」「責任」っていう言葉もビッグワードですよね！

佐藤・ちなみに私は「責任」という言葉が嫌いです！

はるか・え!?　どうしてですか？

佐藤・私は透析畑出身ですが，透析でも「担当患者さんは責任を持って観察してね！」というような会話がよくあります。でも，「じゃあ責任を持つとは，いつ，どこで，誰に対して，何を，どうすることですか？」と質問したら，おそらく，ハッキリとはなかなか答えられないし，万が一答えられたとしても，先ほどのQOLのようにスタッフによって答えが違うからです。

すず・先生，さらっとキビシイことを言いますね（汗）。

佐藤・（笑）。ここから目を背けては患者さんのためになりませんからね。では，このようにいざ聞かれると答えられないのに，なぜ「責任」というビッグワードを使ってしまうのでしょうか？

はるか・それが当たり前になっているからでしょうか？

佐藤・そうですね。ではなぜ，当たり前になるのか？　それは「楽」だからです。「責任を持って業務をしよう！」という言葉に反対する人はいません。同じく「患者さんのQOLを高めることが大切だ！」という言葉に反対する人もいません。つまり，スタッフ全員が賛成する言葉を使えば，円満にそこでのコミュニケーションが進みますし，何より，何も考えなくてもいいので楽なんですよね。

はるか・たしかに，私自身，新人指導の時に「患者さんはどのスタッフのことも同じプロとして見てるんだから，現場に出たら，ちゃんと責任を持ってやってね！」というような言葉を，つい使ってしまっていたことに気づきました。

佐藤・このように，ビッグワードには「深く考えなくてもいいから楽」という甘い罠があります。よく「人は性善説か？　性悪説か？」といった話がありますが，私は「性弱説」であると考えています。人は皆弱い生き物だから，楽な道があると，けっして悪気はなくともそっちへ流されてしまう。ビッグワードも，その自然な流れが積み重なって，「当たり前」になっていくんですね。

ビッグワードから抜け出すためには？

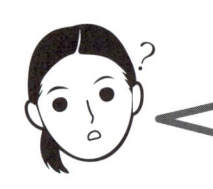

具体的には？

＋

❶数字

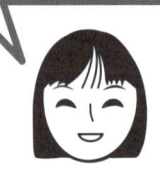

クレームは
100人中
3件で昨年の
10件より
少なくなってます！

❷5W1H

Why	なんのため
What	何を
Who	誰が
When	いつ
Where	どこで
How	どのように

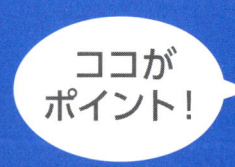

ココが
ポイント！

数字と5W1Hを使って言葉を具体的に表現する

すず・先生，何やら深い（というかムズカシい）話になってきてますけど…。

佐藤・そうですね（笑）。では話を戻しましょう！とにかく，これからはお2人も，ビッグワードに気をつけてくださいね！

すず・はい！　わかりました！　…あれ？

はるか・先生…，「気をつけてください」というのもビッグワードですよね…。

佐藤・さすが，引っかからなかったですね（笑）。そう，単にビッグワードに気をつけるだけではダメで，そこにはちょっとした工夫が必要です。それは，「具体的には」という言葉を使うようにすることです。

すず・え？　それだけですか？

佐藤・はい。ビッグワードって，あいまいな言葉ということでしたよね。であれば，**あいまいな言葉を具体的にするためには，「具体的には」という言葉を使えばいい**ってことになりますよね。

はるか・そういえば，先ほど先生が「責任」というビッグワードの説明の時に「いつ，どこで，誰に対して，何を，どうすることですか？」ということをおっしゃいました。あれも，「責任」というビッグワードを具体的にした言葉ですよね。

佐藤・お〜！（パチパチ）。まさにそのとおりです！　まずは，「具体的には」という言葉を使い，脳みそに強制（矯正）ギプスをはめる。そうすることで，考えざるを得ない状況を意図的につくり出す。これが考えるチカラを高めるとてもシンプルな方法です。

すず・う〜ん…。先生，そうはいってもムズカシいです…。「具体的には」っていう言葉を使った後，どう考えればいいんですか〜？

佐藤・それではお2人に，ビッグワードを具体的にする2つの武器をお渡しします。まず1つ目の武器は**「数字」を使う**ことです。例えば，先ほどの「クレームが多い！」というビッグワードを数字で具体的にして，「クレームが100人中3件だった！」と表現したら，どんな印象を持ちますか？

すず・聞いた瞬間，「たった3件？　多くないよね？」と思いました！

佐藤・そうですね。ではさらに「クレームに関しては，昨年は100人中10件だったが，今年は3件だった！」と表現したらどうでしょう？

はるか・逆に，今年のクレームは少なくなりましたよね。

すず・へぇ〜，数字を使うとこんなにイメージが変わるんだ〜！

佐藤・そう，これが数字のチカラです。**数字を使って言葉を具体的にすることによって，どのスタッフも同じ「ものさし」を持つことができる**ようになります。一方で，普段の業務では，数字を使ったコミュニケーションを行うことは，意外と少ないのではないですか？

重要なビッグワードだけ具体的にする

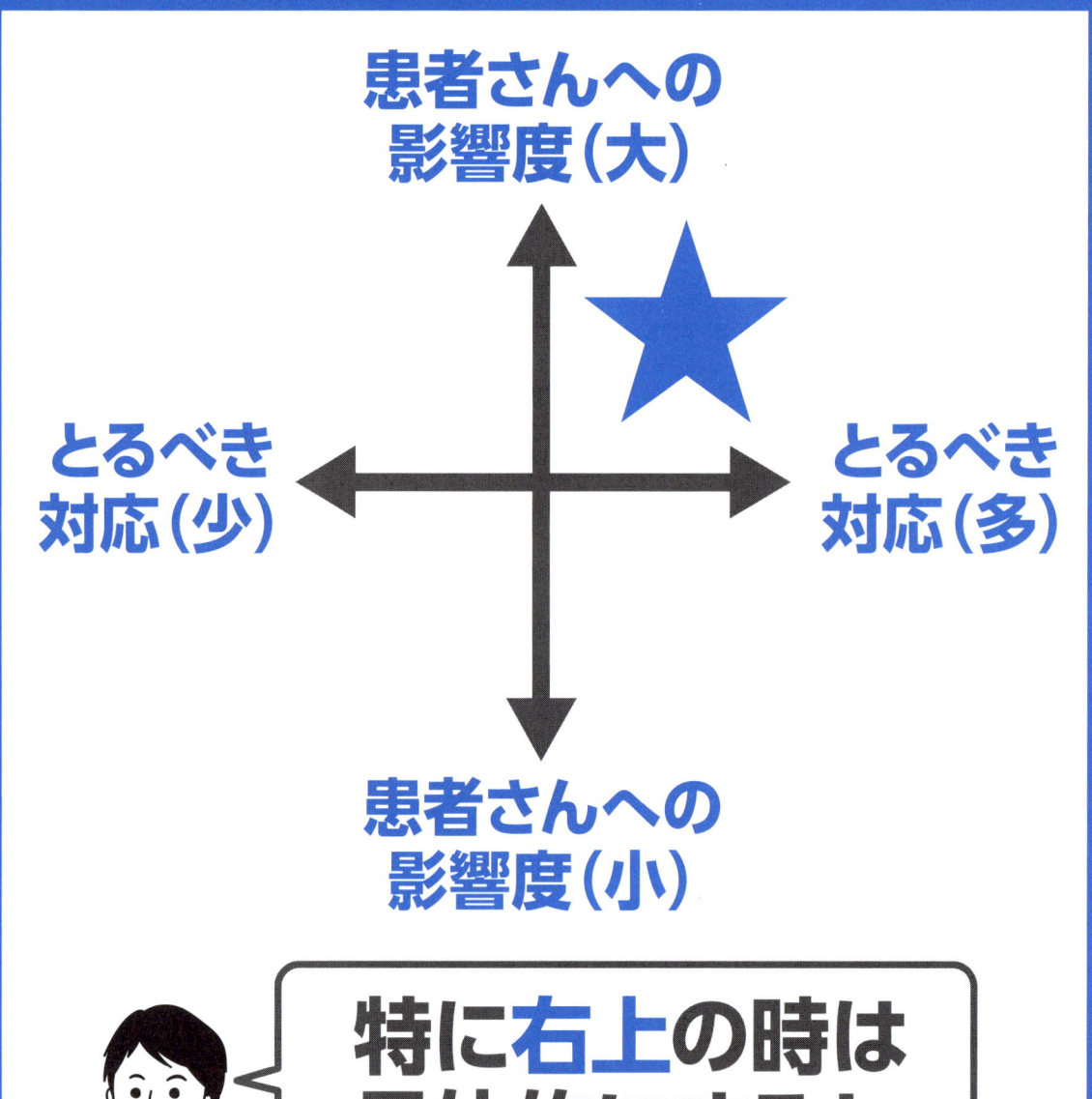

特に右上の時は具体的にする！

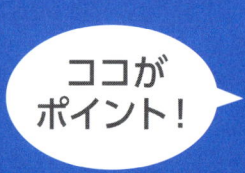

ココがポイント！

現場で実践する際はすべてのビッグワードを具体的にする必要はない

はるか・言われてみればそうですね。検査データやバイタル，輸液ポンプの設定などではもちろん数字を使いますが，そういったこと以外では，意識して数字を使ってはいないかもしれません。

佐藤・では，2つ目の武器は何か？　それは**「5W1H」を使う**ことです。例えば「連携がうまくいっていない」というビッグワードも，「検査ミスを防ぐために（Why），患者情報の共有に関して（What），病棟看護師と検査技師が（Who），検査時間の直前に（When），検査室で（Where），検査用紙をダブルチェックすることができていない（How）」というふうに，具体的に表現することができるようになります。もちろん，この5W1Hは具体的にするきっかけにすぎませんので，無理やり全部を使う必要もないですし，これ以外の視点で考えても大丈夫です。

はるか・昔から5W1Hは知っていましたが，やっとその使い方の意味がわかりました。**物事を具体的に考えるために役に立つ**のですね。

大事なコトは，どのビッグワードを具体的にするか

はるか・先生，でも実際の業務のすべてに数字や5W1Hを使っていたらキリがないですよね。ただでさえ忙しいのに，そんな時間ありませんし…。

佐藤・良いポイントですね！　いくら正しい考え方でも，現場で使えなければ意味がありませんね。現場で使うための学びにとって一番大事なコトはたった1つ，「役に立つかどうか」ですので。さて，ビッグワードに関して，実際の現場ではどうすればいいのか。それは，**「患者さんに大きな影響があり，そのための対応がたくさんあるようなビッグワード」**だけを具体的にすることです。例えば「○○さんの血圧が下がってます！」という報告があったとします。でも，その血圧がいくらなのかによって，スタッフがどんな対応をすべきかが大きく変わってきますよね。もし100mmHgならば様子観察でいいかもしれませんが，80mmHgであれば緊急処置が必要になるかもしれません。あるいは，同じ100mmHgでも，普段180mmHgある患者さんであれば，80mmHgも下がっているんですから，処置すべきである場合もあるでしょう。このような状況におけるコミュニケーションにビッグワードが含まれている時には，そのビッグワードを具体的にしなければなりません。

はるか・おっしゃるとおりですね。普段，何が重要か，何が重要でないか区別することをあまり意識せずにコミュニケーションしている自分に気づきました。

佐藤・良い気づきですね！　逆に言えば，そのような状況でのコミュニケーションでなければ，必ずしもビッグワードを具体的にする必要はありません。

論理的思考って？

針を刺す ——つなげる—— 痛い
箱　　　　　　　　　　　　箱

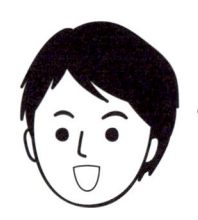

箱をつなげて
イメージするだけ！

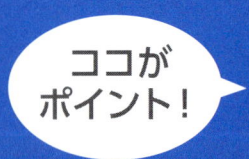
ココが
ポイント！

論理的思考は, 物事の関係を
ハッキリさせるための考え方

論理的思考は「箱をつなげてイメージする」

論理的思考は全然ムズカシくない！

佐藤●ここまで，「考える」とは「自分の言葉で語ること」，そして，その上で「ビッグワードを使わず，言葉を具体的にすること」だと学んできました。ここからは，これらを前提として，論理的に考えるための考え方，いわゆる論理的思考について学んでいきたいと思います。

すず●出た！　一番ニガテなヤツ…。

佐藤●全然大丈夫です！　論理的思考って世間ではやたらムズカシく説明されていますが，実はとってもカンタンなんですよ。なにせ，**論理的思考って，「箱をつなげてイメージする」だけ**でいいんですから！

はるか●「箱をつなげてイメージする」というのはどういうことですか？

佐藤●例えば，針を刺されたらどう感じますか？

すず●そりゃ痛いですよ～（泣）。

佐藤●つまり，【針を刺す】－【痛い】。これが論理的思考のすべてです！

はるか，すず●!?

佐藤●**論理的思考とは，物事と物事がどのように関係しているのかをハッキリさせることだけ**なんです。今の例では，【針を刺す】という物事が，【痛い】という物事とハッキリとつながっていますよね？

はるか●言われてみれば，確かにそうですね。

佐藤●これを基本として，あとは付け足していくだけ。ズバリ，ポイントは，「イメージ」で考えることです。ですのでここからは，「箱をつなげるイメージ」を頭の中でつくりながら進めていきましょう！

すず●イメージですね！　なんだか楽しそう！

いろいろな物事を「箱をつなげてイメージ」してみよう！

佐藤●では，せっかく針を刺すという話が出てきたので，これを題材にして考えていきます。お2人にお聞きしたいのですが，針をうまく刺すコツって何ですか？

はるか●コツ…ですか。自分が刺す時は角度を気にしますね。やっぱり血管を突き抜けるのが怖いので，割と針を寝かせて刺すことが多いです。

佐藤●なるほど【角度】ですね。すずさんは？

すず●私，意外と針を刺すのは得意なんです（アピール）！　私はけっこう速く刺すようにしてますね。その方が，血管が逃げないような気がします！

いろいろな物事をつなげる

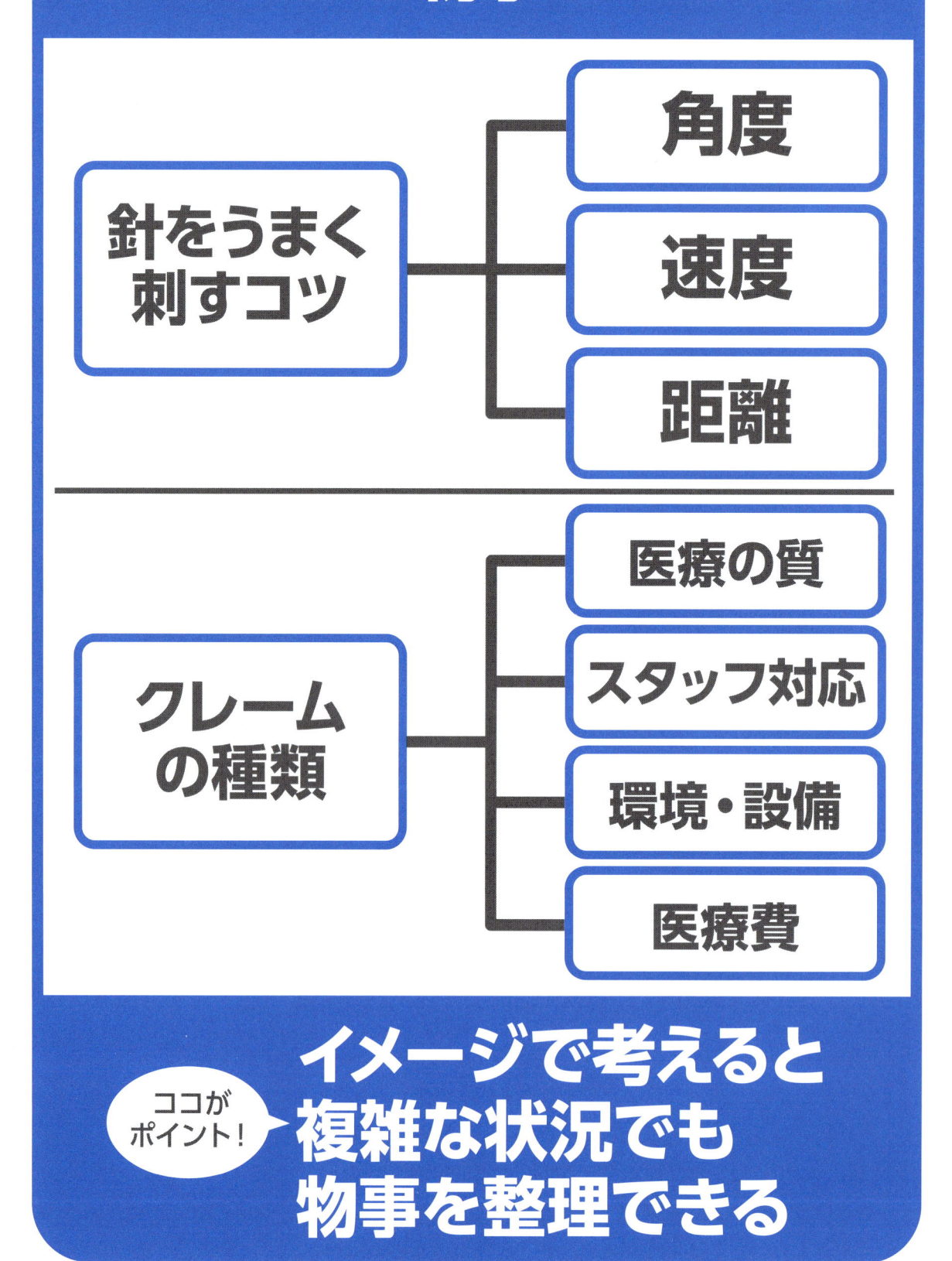

針をうまく刺すコツ
- 角度
- 速度
- 距離

クレームの種類
- 医療の質
- スタッフ対応
- 環境・設備
- 医療費

ココがポイント！

イメージで考えると複雑な状況でも物事を整理できる

佐藤・つまり【速度】ということですね。あとは，【距離】も大切ですよね。針を刺したところから血管の中までは，ある程度の距離がありますから，それを先に計算に入れて刺す。では，これらを「箱をつなげてイメージ」してみましょう。こうやって見てみるといかがですか？

すず・わかりやすくなった〜！

はるか・ただ言葉や文字で考えるより，こうやってイメージで考えると，たしかにわかりやすいですね。

佐藤・これがイメージのチカラです。**イメージで考えることの一番のメリットは，物事のつながりがわかりやすくなる**こと。お2人も，これとこれって関係してるんだ！　とわかってスッキリした経験がありますよね？　それを，偶然気づくのではなくて，意識的に考えてとらえていくことが大切になります。では，もう1つ。お2人の施設で外来患者さんからのクレームに関する話題になったとします。クレームといっても1つではありませんよね。どんなクレームの種類があると思いますか？　ヒントは，大きくわければ4つ！

すず・待ち時間が長いとか，処置が雑とか，採血が痛いとかですかね〜？

佐藤・それらを【医療の質】としましょう。では，医療の質だけでしょうか？

はるか・医療の質が高くても，接遇とかが悪ければクレームになると思います。

佐藤・そう，【スタッフ対応】ですね。ほかには？　「病気を治しに来てるのに病気になりそう…」ってよく聞きますよね。

すず・わかった！　建物がボロくて古くて暗い！

佐藤・いいですね（笑）。つまり【環境・設備】。あとは，場合によっては，思った以上に支払う料金が高いと思った時もそうかもしれません。これは【医療費】についてですね。つまり，【医療の質】【スタッフ対応】【環境・設備】【医療費】の4つが【クレーム】とつながっているということがわかります。

すず・わぁ〜！　イメージで考えるのがクセになりそうです（笑）。

佐藤・ぜひクセにしちゃってください！　このように「箱をつなげてイメージする」ことが自然とできるようになると，「この問題を考える時は3つの視点が大切！」とか，「お話を聞いていて大事なコトが3つあると感じました！」など，あらゆる物事をサクサクっと整理することができるんです。

はるか・たしかに，そのように物事を整理できると，いろいろと考えすぎて混乱せずに，心に余裕ができるかもしれませんね。

佐藤・良いポイントですね！　この**「箱をつなげてイメージする」チカラは，複雑な状況のなかで物事を整理しなければならない問題解決型リーダーにとってとても大切**になりますので，しっかり訓練して身につけていってください。

2つの話し合い，どこが違う？

ダメな話し合い

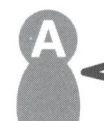 A スタッフが少ない時はフロアに出て！

B こっちも別の業務があるんでムリ！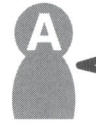

A 患者さんから遅いってクレームがきてる！

ちょっとくらい待ってもらったら？ B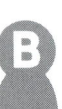

A その作業後でできないの？

それじゃあ業務が終わらない！ B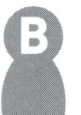

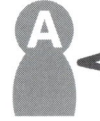 A スタッフのミスも増えてる！

もっと注意して気をつけたらいい！ B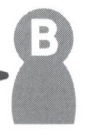

イケてる話し合い

A 「フロアのスタッフを確保しながら，ほかの業務をいかにこなすか？」を考えよう！

それができたらいいよね！ B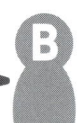

A どんな業務があって忙しいの？

マニュアルづくりで時間がかかってて… B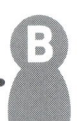

A それって私でもつくることができる？

簡単だからできるよ！ B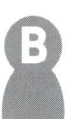

A じゃあ治療の後に手伝うから，今少しだけフロアに出てくれる？

わかった！フロアに出るよ！ B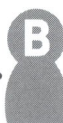

ココがポイント！ イケてる話し合いはある3つのテーマを順番にやりとりしている

問題解決の地図を手に入れる

問題解決の旅の正しい行き道って！？

佐藤 それでは，これからこのノンテク授業の中で一番大切な「問題解決の地図」を手に入れるという話に入っていきます。最初に，あるスタッフ同士の話し合いを見てもらいます。1つ目は問題解決ができていない「ダメな話し合い」で，2つ目は問題解決ができている「イケてる話し合い」です。お2人で，なぜイケてる話し合いはきちんと問題解決ができているのか，そのポイントを見つけてみてください。

すず ダメな話し合いの方って，まさに「あるある」だなぁ～！ ずーっと会話が噛み合ってない…。

はるか お互い自分の主張ばかりで，相手の意見を聞こうとしていませんよね。これではいつまでたっても「フロアのスタッフが少ない」という問題が解決しないと思います。

佐藤 そうですね。ちなみに，お2人がこの話し合いの場に同席していたとして，いったんこの場を離れ，30分後に戻ったとイメージしてみてください。さて，どんな話し合いが続いていると思いますか？

すず どうせ，おんなじことの会話を繰り返しているんじゃないですか？（笑）

佐藤 でしょうね（笑）。対して，イケてる話し合いは何がよかったのでしょうか？

はるか 単に主張するのではなく，AさんがBさんに適切な提案をしているように思います。それに，「分担して手伝う」といった相手への配慮もあると思います。

すず 持ちつ持たれつってやつですね！ やっぱり，お願いする時は，相手のためになるようなことをまずは提案しないと！

佐藤 お2人のご意見はごもっともですね。ところで，実はイケてる話し合いの方は，大きく3つのテーマを順番にやりとりしていることに気づきましたか？
　ヒントは，最初の1往復の会話，次の2往復の会話，最後の1往復の会話はそれぞれ，別々のテーマで会話されているということです。

はるか テーマですか…。最初の会話は…課題について，ですか？

佐藤 いいですね！ ここでは【問題】としておきましょう。次の会話は？ よく「なぜなぜ分析」って聞きますよね？ それがヒントです。

すず あ，聞いたことある！ なぜなぜなので…，原因！

佐藤 そうです！【原因】。では最後の会話は？

はるか 問題を解決するための提案なので…，解決策だと思います。

問題解決の地図って？

① **What** 問題 — **②** **Why** 原因 — **③** **How** 対策

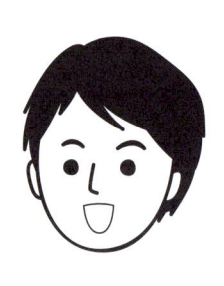

> どんな問題解決でもこの順番で進んでいきます！

3つがそろわず順番がバラバラだと問題解決がうまくいかない

佐藤・OK！ それを【対策】としましょう。これで問題解決の地図が完成です！ **問題解決は【問題】－【原因】－【対策】の順番で議論していくんです！**

すず・出た！ さっきの「箱をつなげてイメージする」やつだ！

佐藤・そのとおり（笑）。さっそくドンドン使っていきますよ！ このイメージであるように，**【問題】と【原因】と【対策】は必ずセットです**。これは絶対に忘れないでください。ではなぜ，あえてこれらを「地図」と言ったのかというと，問題解決の旅に出る時には地図が必要ですよね？ そして，それには正しい「行き道」があるんです。その証拠に，ダメな話し合いをもう一度見てください。最初の会話は，この３つのテーマのどれに当てはまりますか？

はるか・「フロアに出て！」 というのは，スタッフが少ないということを解決するためなので，【対策】ですね。

佐藤・そう！ いきなり【対策】から会話をしてしまっています。始めから行き道の順番が間違っていますよね。その後の会話で対立しているのも，これが理由。つまり，そもそも【問題】が正しく共有されていないのです。Ｂさんが【問題】と思っていないのに，その【対策】をいきなりやれと言われても，当然反発されますよね？ では，次の会話は？

すず・クレームの話なので，【問題】ですね！ 当たりました！？

佐藤・正解です！ 【対策】から【問題】に戻っちゃってます。しかも，気づきましたか？ もともとの【問題】とは別の【問題】にすり替わっていることに。

はるか・本当ですね。「患者さんからクレームがきている」という【問題】にすり替わってしまっていますね。

佐藤・次の会話は？

はるか・「後でできないの？」ということは提案なので【対策】です。

佐藤・また【対策】に飛んじゃってます。そして最後は？

すず・はい！ 【問題】です！ しかも，「スタッフのミスが増えている」という【問題】にすり替わっちゃってます！

はるか・それに，全体の会話の中で，【原因】が一切出てきていないですよね。

佐藤・問題解決には，【問題】－【原因】－【対策】という正しい行き道があるという理由が，これでよくわかったと思います。この順番はこれまでも，そしてこれからも変わることはありません。これは言い換えると，一度この地図を手に入れてしまえば，お２人がこれから現場で働き続ける何十年にもわたり，超強力な道具として使えるということなんです！

すず・そう言われると，なんだかすごい地図を手に入れてしまったような気がしてきました！

不毛な多忙はなぜ起こる!?

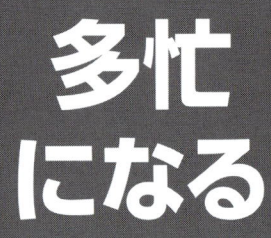 多忙になる

 ミスが起こる

問題を解決する ← ココを変える! ←  問題を放置する

 ミスが減る

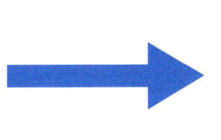 余裕ができる

ココがポイント！ 問題解決の地図を使って悪循環を好循環に変える

問題を放置することで不毛な多忙が生まれる

佐藤•この問題解決の地図がないために，現場で陥っていることに「不毛な多忙」があります。これは，忙しいのに成果が出ていない状態を意味します。

すず•ドキッ！！　まさに私のことです！

佐藤•その不毛な多忙がどうやってできてしまうのか？　多忙になると問題を放置しますよね？　それで，問題が放置されると，当然ミスが起こります。ミスが起こると，余計な業務が増えるので多忙になり，また問題を放置してしまう。これが不毛な多忙の正体です。

はるか•たしかにこのような悪循環が業務の至るところにありますね。

佐藤•この悪循環の根っこはどこかというと，それは「問題を放置する」ところにあります。したがって，**問題解決の地図を手に入れ**，ここの部分を**「問題を解決する」に変える**必要がある。そうすると，ミスが減って，余裕ができて，それによって問題解決する時間が取れる，というような好循環が生まれるのです。

すず•私も，いつも忙しいってことを言い訳にしてましたが，忙しいからこそ，問題解決をしていかなければならないんですね！

佐藤•そう，「忙しい時こそ問題解決！」が合言葉です！

【原因】をきちんと考えないワケ

佐藤•一方，ダメな話し合いでもう１つダメだったのが，はるかさんがおっしゃったように，【原因】が会話の中に全く出てこなかったことです。では，どうして出てこなかったのだと思いますか？

すず•私もいつもそうなんですけど，「こうしましょう！」ってすぐ言いたくなっちゃうんですよね～。

佐藤•良い視点ですね！　なぜそうなるのかというと，「自分の理解できない状況は気持ちが悪いので，それを早く何とかしたい」という，人の習性が働くからです。いつも【問題】－【原因】－【対策】を川に見立てて，【問題】の方に行くと「問題解決の上流」，【対策】の方に行くと「問題解決の下流」という言い方をするのですが，【問題】が起こっている状況が気持ちが悪いと，問題解決の上流である【問題】から，早く下流である【対策】に飛んで行きたがる。この人の習性を何とかしなければ，議論が間違った場所に行ってしまうので，それを正すために地図が必要なんです。

はるか•人の習性…。たしかに，実際のミーティングでも，「○○という問題について，どうしたらいいと思いますか？」という話からよく始まりますよね。こう切り出すのが習慣になってしまっています。

【原因】を考えないワナ

また同じ問題が起こる

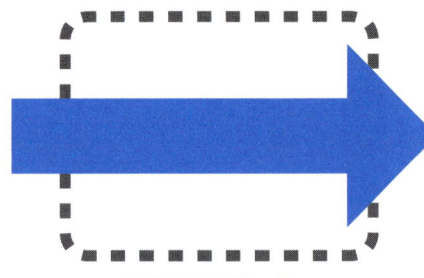

| What 問題 | → | How 対策 |

原因を
すっ飛ばす

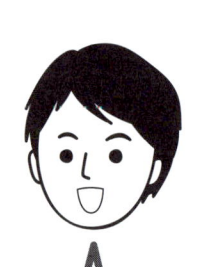 じゃあ, この問題
どうしましょう?

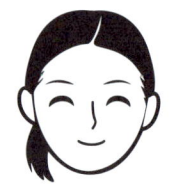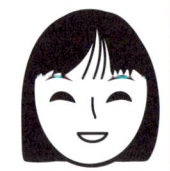 こうしましょう！

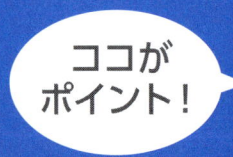 ココが
ポイント！ 正しい【原因】を考えなければ
正しい【対策】は出てこない

佐藤・そのとおり！　その言葉を使ってしまうと，【原因】をすっ飛ばして，いきなり【対策】を話してしまいます。ですから，私はいつも「『どうしたらいい？』は禁止！　その代わり，『なんで？』を使いましょう！」とお伝えしています。

すず・やっぱり言葉って大事なんですね～。これまではあんまり意識してこなかったです…。

佐藤・とっても大事です！　言葉が行動を生み，行動が習慣を生み，習慣が文化を生んでいきます。**問題解決型リーダーは，突き詰めると組織を変革して新しい文化をつくっていくことを目的にリーダーシップを発揮していく。**だからこそ，文化づくりのための種となる「言葉」を磨いていくことが大切になります。

すず・先生，ちょっと話を戻していいですか（笑）？　そもそもどうして【原因】を考えなきゃいけないんですか？　【原因】を考えなくても，【対策】が浮かんできたらそれでOKだと思うんですけど…。

佐藤・結論から言えば，**正しい【原因】を考えなければ，正しい【対策】が出てこない，**たとえ正しい【対策】が出てきたとしても，それは偶然に過ぎないからです。【原因】を考える大切さについて説明する時に，いつも「川と赤ちゃん」のお話をしています。お2人がある日，森林浴に行ったとします。川のほとりでせせらぎの音を聞きながらのんびりしていた時，ふと川の中を見ると，赤ちゃんが流れてきました。お2人はどうしますか？

すず・ビックリしますよ！　もちろん，すくい上げて助けます！

佐藤・「そういうこともたまにはあるよね」で済ませないですよね（笑）。そうやって助けて「よかったですね」なんて言いながら川の中を見ると，今度は5人流れてきました。どうしますか？

はるか・周りの人たちを呼んで助けます。

佐藤・そうこうしているうちに，今度は50人流れてきました。どうしますか？

すず・う～ん…，網とかを使って…，でも網とかあるのかな？

佐藤・そんなふうに悩んでいると，今度は100人流れてきました。どうしますか？

はるか，すず・…。

佐藤・さあ，いったんこの話をわかりやすく整理するためには？　そう，「箱をつなげてイメージする」でしたよね。では，お2人でそれをつくってみてください。

はるか・赤ちゃんが流れてきたっていうのは，問題解決でいうと【問題】よね。

すず・そうですね！　で，すくい上げて助けるっていうのが【対策】ですか？

はるか・そう，なので「箱をつなげてイメージする」と，こうなるわよね。

3つの時間軸を旅する

| What 問題 | — | Why 原因 | — | How 対策 |

現在を観察し　**過去**を振り返り　**未来**を見いだす

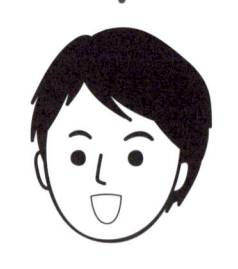 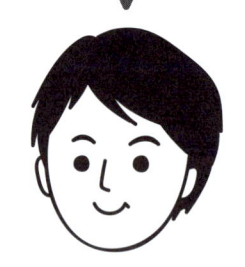 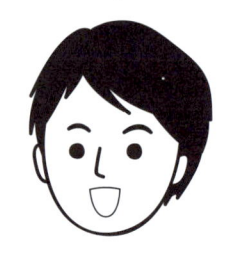

ココがポイント！

**3つの時間軸の
どれが欠けても
正しい問題解決はできない**

すず・あ，【原因】がない！！

佐藤・気づきましたね！　そう，この話には【原因】が全く出てきていないんです。これ，医療現場でもよくありませんか？　輸液ポンプの設定ミスという【問題】が起こって報告したら，その時に，大抵言われることは？

はるか・「これからは気をつけて！」とか「これからは注意して！」，つまり【対策】についてですね。

佐藤・そう，全く同じなんです。でも，気をつけても注意してもダメだから，また同じ設定ミスという【問題】が起こる。まるでイタチごっこですね。そのワケはカンタンで，【原因】をきちんと考えていないからです。では，先ほどのお話での【原因】って，普通に考えたら何だと思います？

すず・先生がさっき「『どうしたらいい？』は禁止！　その代わり，『なんで？』を使いましょう！」とおっしゃいましたよね。だから，流れてきたのはなんでか？　って考えたら…。

はるか・誰か川の上流で流している人がいるから，ですよね。

佐藤・ですよね！　だから，お2人のどちらかが上流に行って，流している人を止めないかぎり，この問題解決は永遠にできないということになります。

問題解決の地図は3つの時間を旅する

佐藤・では，【問題】－【原因】－【対策】を順番に考えていくことがわかったところで，なぜこれが問題解決の地図と言えるのか，その本当のワケを種明かししたいと思います。それは，【過去】【現在】【未来】の3つの時間軸すべてを対象としているからです。例えば，配薬ミスという【問題】が起こったとします。これは時間軸でいうと【現在】の出来事です。では，その【原因】はどうでしょうか？　似たような薬があった，申し送りの説明が間違っていた，ダブルチェックが抜けていた，などいろいろ考えられますが，いずれにしても，配薬ミスの発見以前のことですので，時間軸で言うと【過去】の出来事になりますよね。そして，似たような薬をラベルで区別する，申し送りノートを照らし合わせる，担当がダブルチェックの依頼を行うなどの【対策】を現場で実施していくのは，【未来】の出来事となる。つまり，**【問題】－【原因】－【対策】とは，【現在】を見て【過去】を振り返り【未来】を決めていく考え方**なのです。この**【過去】【現在】【未来】の視点は，どれが欠けても正しい問題解決ができません。**

使ってみて初めてわかる 問題解決の地図のメリット

What 問題		Why 原因		How 対策
業務が忙しい	–	・スタッフが少ない ・新人が多い ・プリセプターの負担が多い ・コミュニケーションがうまくとれていない ・業務が多い	–	・OJT教育を実施する ・話し合いの時間をつくる

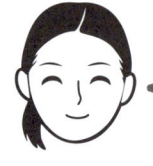 こんな感じでやってみました

問題解決の地図を使うと
それぞれのつながりがイメージできる！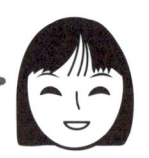

 ココがポイント！ つながりを意識することで
問題解決の全体像がよくわかる

問題解決の地図を使ってみよう！

問題解決は実際にやってみて気づくことがある

佐藤・では，お2人が手に入れた問題解決の地図を使って，さっそく自施設の問題解決をやってみましょう！

すず・いざ【問題】と言われても，すぐに思いつかないんですけど…。

佐藤・【問題】といっても，けっしてムズカシく考える必要はありません。困っていること，不都合なこと，つらいこと，大変なこと，怒られたこと，ミスしたこと，こんな言葉に置き換えて考えてみるとどうでしょう？

すず・業務が忙しいのは常日頃なので，業務が忙しいというのを【問題】に取り上げていいですか？　はるかさん。

はるか・ええ。じゃあどうすればいい…，じゃなくて「なんで」業務が忙しいの？

すず・なんでって言われると，まずスタッフが少ないんです…。昔から人手不足なんですけど，最近2人ほど辞めちゃって…。

はるか・たしかに，スタッフが少ないっていつも嘆いているわよね。ほかには？

すず・ほかにですか？　ここ数年，新人さんが多く入ってきて，経験年数の少ないスタッフが増えましたね！　それで，プリセプターの負担も増えちゃって。そうするとイライラしちゃうから，どうしても新人さんに厳しくあたってしまうし，コミュニケーションがうまくとれていないのもあると思います。それに，とにかく業務が多いんですよ。あとは…，【原因】はこんなもんですね！

はるか・じゃあ，【対策】を考えましょうか。スタッフが少ないのはどうにもならないわよね。新人さんが多いのも仕方ないし。プリセプターの負担は，OJT教育を通じて負担の少ない教え方を学んでもらうことはできるわね。

すず・コミュニケーションがうまくとれないのはどうしましょう？　一度話し合う機会をつくったりすればいいですかね？

はるか・そうね。業務内だとコミュニケーションの時間なんて，とてもじゃないけどとれないわよね。あとは業務が多い，これはどうにかできる？

すず・これも仕方がないですよね〜。どれも必要な業務だと思いますし…。

はるか・先生，こんな感じで一応やってみました。

佐藤・お疲れ様でした！　使ってみた率直な感想はいかがですか？

すず・これまでのミーティングって，すぐに【対策】の話に飛んで，どうしてその【対策】が出てきたのかが，いまいちピンときませんでした！　でも，問題解決の地図を使うと，【問題】−【原因】−【対策】がこういうふうにつながってるんだ！　ってイメージすることができました！

有効な【対策】かどうかを どうやって確認する？

```
          ┌─────────────────────────┐
          ↓                         │
┌─ ─ ─ ─ ─┐   ┌────────┐   ┌────────┐
┆ What   ┆   │ Why   │   │ How   │
┆ 問題   ┆───│ 原因   │───│ 対策   │
└─ ─ ─ ─ ─┘   └────────┘   └────────┘
```

❷ 本当に消えて なくなる？

❶ もしカンペキに 実施できたら

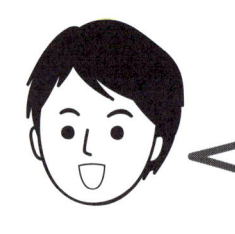

> イメージしてみて **違和感**があれば どこかがおかしい！

ココが ポイント！ 実際に現場で実施している 具体的な場面をイメージして 考えることが大切

佐藤・（すずさんは，実践でこそ伸びるタイプだな…）素晴らしい！　まさにそれが，初めて問題解決の地図を使った時に気づいてもらいたい，重要なポイントです。**問題解決をただ漠然と考えるのではなく，【問題】ー【原因】ー【対策】がつながっていることを意識しながら考えていく。**たったそれだけのことのように聞こえますが，実は問題解決をやる上で，最も大事なコトなんです。

はるか・すずちゃん，よく気づいたわね。

すず・え〜，たまたまですよ〜（嬉）。

有効な【対策】かどうかを確認するカンタンな方法

佐藤・一方，お2人の話し合いの中で，すずさんの意見をうまく引き出せたのは，はるかさんのおかげですね。はるかさんは問題解決を実際にやってみていかがでした？

はるか・初めてにしては，短い時間で割とすんなり問題解決ができたと思います。ですが，実は【対策】のところがあんまりしっくりきていません。

佐藤・つまり，【対策】に違和感があるということですね。それは，具体的にどんな違和感ですか？

はるか・【原因】を5つも挙げたのに，【対策】が2つしか挙げられていないところです。残りの【原因】のところは「仕方がない」といって放置してしまっているので，これで対策が十分かどうかがいまいち自信がなくて…。

佐藤・**有効な【対策】が十分に挙げられたかどうかは，**実はカンタンに確認できます。それは，**「もしすべての【対策】をカンペキに実施できたとしたら，【問題】が本当にキレイに消えてなくなるか？」**をイメージしてみればいいんです。

すず・そっか！　そもそも，【問題】を解決するための【対策】なんだから，【対策】を実施したら解決できないと，意味ないですもんね！

佐藤・そうです。では，「OJT教育を実施する」「話し合いの時間を取る」という【対策】をカンペキに実施できたとしたら，「業務が忙しい」という【問題】が本当にキレイに消えてなくなると思いますか？

はるか・…正直，なくならないと思います。

佐藤・であれば，はるかさんの感じられた違和感は正しかったということですね。さっきまでは，お2人ともそれなりに問題解決の議論ができたと思っていましたよね？　なのに実際は，有効な【対策】までたどり着くことができませんでした。どこにその落とし穴があると思いますか？　この1限目で学んだことを思い出しながら考えてみてください。

問題解決の上流の水をにごらせない

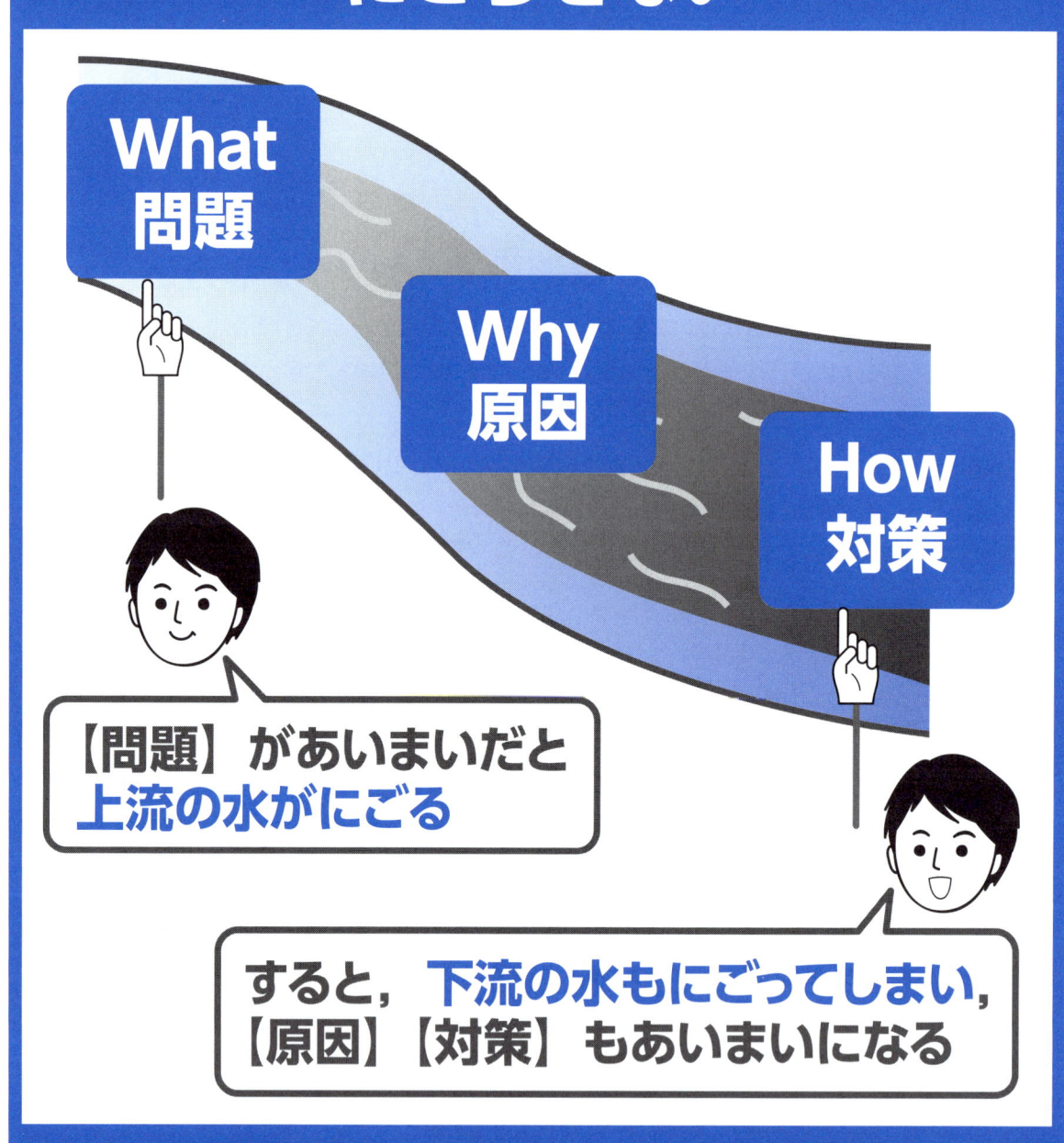

What 問題

Why 原因

How 対策

【問題】があいまいだと上流の水がにごる

すると，下流の水もにごってしまい，【原因】【対策】もあいまいになる

ココがポイント！ 上流の水をキレイにするためには，【問題】を具体的な言葉にする

問題解決の上流の水がにごってしまうと!?

すず・最初は，考える第一歩は「自分の言葉で語る」ことで，その言葉は「ビッグワードを使わない」ことが大切っていうことを学びました！

佐藤・そうでしたね。それって，先ほどの問題解決に活かせていますか？

はるか・あ！　すずちゃん，「業務が忙しい」ってビッグワードだよね？

すず・ホントだ！　いきなり使ってました（汗）。

はるか・これが「わかる」と「できる」の違いなんですね。
私もすっかり学んだことを活用するのを忘れていました。

佐藤・それに気づいたことは，ここでの大きな学びですね。学びというのは，実際に使うまでは，あくまでも単なる空想（妄想）の世界に過ぎません。それを現実の局面で使ってみて，その事実をもとに深めていくのが大切です。そしてもう1つ，ここでの学びがあります。それは，「問題解決の上流の水がにごってしまうと，下流までにごった水が流れてしまう」ということなんです。

すず・それってどういう意味ですか!?

佐藤・**【問題】をあいまいな言葉で表現してしまうと，【原因】と【対策】もあいまいになってしまう**という意味です。その証拠に，お2人が話し合った問題解決でも，【原因】があいまいになってしまいましたよね？

はるか・たしかに。【問題】を「業務が忙しい」というあいまいな言葉で表現してしまったから，【原因】もあいまいになり，違和感のある【対策】しか出てこなかったんですね。

佐藤・そのとおりです！　なので問題解決は，上流の水をキレイにすることが最も大切です。「キレイにする」というのは，もうおわかりですね？

すず・数字や5W1Hを使って言葉を具体的にするってことですね！

佐藤・大正解です！　では，お2人で【問題】を具体的にしてみてください。

はるか・すずちゃん。業務が忙しいって具体的にどう忙しいのかな？

すず・えっと，病棟で（Where），午前中（When），検温したり血圧を測ったり採血したり，あと処置とか入浴とか食事とか配薬とか（What）が忙しいです。

佐藤・いいですね。単純に「業務が忙しい」と表現するよりも，かなり具体的になりました。これに，それぞれに費やす時間（When）やスタッフの経験年数や人数（Who）などを，準備から実施まで数字で表すと，さらにグッドです。そうすると，どこのどの部分について，忙しい【原因】を考えていけばいいのかが，よりわかりやすくなるんです。

はるか・たしかにそうですね。それだけ【問題】が具体的に表現できると，【原因】も最初にやったような漠然としたものではなく，ポイントを絞れる気がします。

問題解決の地図＝「共通言語」のチカラ

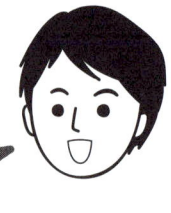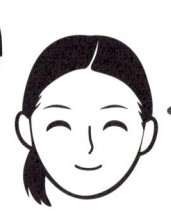

職種ごとの個別言語

分野ごとの個別言語

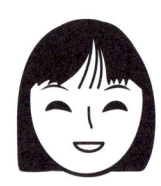

施設ごとの個別言語

共通言語

What 問題	—	**Why** 原因	—	**How** 対策

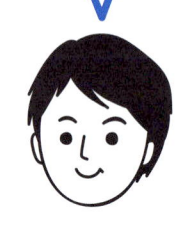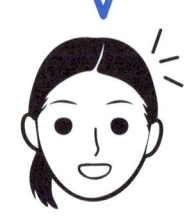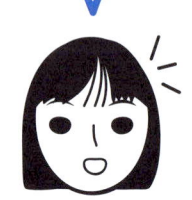

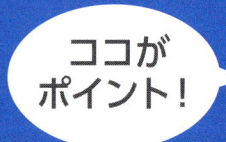 ココがポイント！

職種や分野, 施設を越えて問題解決を行うことができる

共通言語づくりが問題解決のカギ

佐藤●それでは，問題解決の地図を使って一番感じていただきたかったことに気づいてもらいたいと思います。あらためてお伺いしたいのですが，この問題解決の地図を実際に使ってみると，いつものミーティングなどに比べて，話し合いが楽ではなかったですか？

すず●そういえば，ポンポン話が進んでいったような気がします！

はるか●たしかに，話がそれたり，関係ない話になったりしなかったですね。

佐藤●実は，これが「共通言語」のチカラなんです。つまり，**問題解決の地図を使いながら一緒に話し合うということは，「【問題】から出発して，【原因】を通って，【対策】に到着しましょう！」ということを，みんなが同じ認識で進めていける**ということ。逆に言えば，スタッフ同士で問題解決のやり方を共有していないから，意見がバラバラになるんです。スタッフによって考えていることが違うんですから，それを放っておくと，バラバラになるのは当然ですよね。職種や分野，施設が違えばなおさらです。

はるか●納得です。先生が「共通言語」とおっしゃったのは，そのバラバラになっているスタッフの考えていることを，同じ言葉を使うことによって，合わせていくという意味なのですね。

佐藤●そのとおりです！　この共通言語はものすごく重要です。なぜならば，これが**個人で学習しても現場が変わらない**原因でもあるからです。

すず●どういうことですか!?　個人が勉強しても意味がないんですか!?

佐藤●学会や研究会などでお2人が新しい知識を学んだとします。患者さんへ貢献できるとても有意義な知識だと思ったお2人は，それを現場に持って帰って活用しようとする。すると何が起こるか？　「は？　なんでそんなことやらないといけないの？　今のままでいいでしょ？　ただでさえ忙しいのに，そんなことをする暇があるんだったら，早く業務やってよ！」と言われてしまいます。じゃあ，自分だけでやろうとすると，今度は「あの人だけ私たちと違うことをやってる！」と批判されて終わりです。

はるか●私も以前，あるスタッフに，同じようなことを言われたことがあります。

佐藤●つまり，**自分たちが知らないことやわからないこと，自分たちと違うことを取り除きたいと思う，「排除の論理」が働く。これが「空気の支配」です。**そうならないためには，みんなで同じことを学び共通言語にしなければなりません。共通言語にすることができれば，実際にやろうとした時に，組織全体で「あ，この前一緒に学んだアレね。まあ，やってみようか」という空気になる。これがものすごく大切なんです。

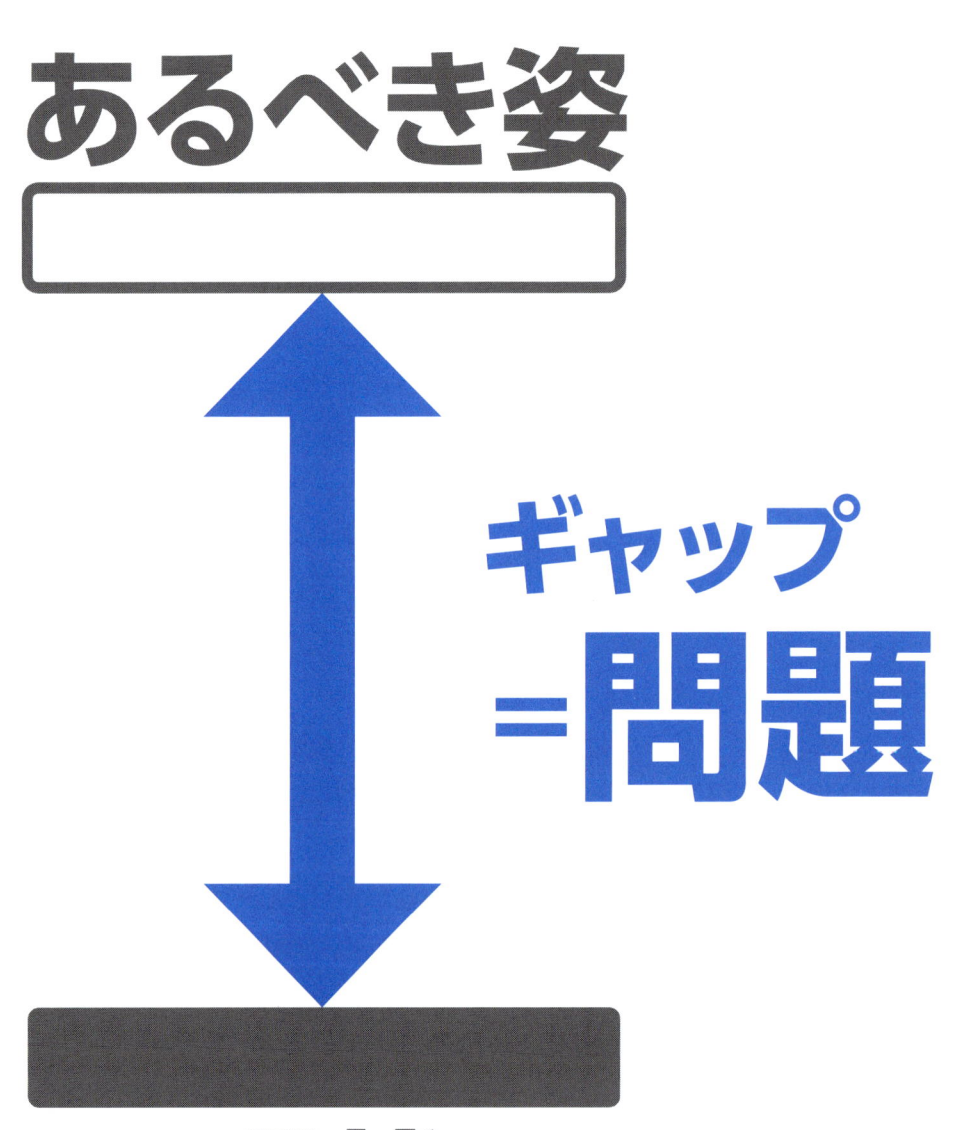

あるべき姿

ギャップ
＝問題

現状

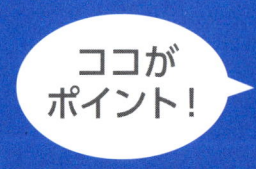
ココが
ポイント！

ギャップが大きいほど
【問題】も大きくなる

【問題】を深める！

【問題】とは，「あるべき姿」と「現状」のギャップ

佐藤・ここからは，問題解決の地図の一つひとつについて，学びを深めていきましょう。まずは【問題】についてです。問題解決の上流・下流の話であったように，間違った【問題】をいくら正しく解決しようとしても，間違った結果しか生みません。したがって，正しい【問題】を把握することはとても大切です。では，そもそも【問題】って何なのでしょうか？

すず・あたらめて聞かれると…，困ってることとか，悪いこととかかな？

はるか・解決しなければならないこと，でしょうか？

佐藤・そういう表現もありますよね。例えば，患者さんがベッドから転落するという【問題】は，現場でよくあると思います。これは，「本来ベッドに寝ているはずの患者さんが，床で倒れていたのをラウンドしているスタッフが見つけた」ことによって，明らかになったりしますね。実は，これらの表現には3つの要素が含まれていることに気づきましたか？　1つ目は【問題】ですね。

はるか・あと2つですか…。「本来ベッドに寝ているはず」というのは，それが理想の状態ということですよね。

佐藤・そのとおり！　言い換えると，2つ目は「あるべき姿」です。では，それに対して「床で倒れていた」というのは？

すず・え〜っと…，実際に起こったこと？　事実？

佐藤・言い換えると，3つ目は「現状」，現在の状況ですね。ということは，【問題】「あるべき姿」「現状」，この3つの要素が含まれていることがわかります。そして，ここからが肝心。「あるべき姿」はベッドに寝ているということ。なのに，「現状」は床に寝ている。この2つにはギャップがありますね。そのギャップがまさに，転落という【問題】と考えることができます。つまり，**【問題】とは，「あるべき姿」と「現状」のギャップのこと**なんです。

はるか・なるほど。言われてみると，例えば「配薬ミスがありました！」という時も，意識はしていませんが，この2つを漠然と考えていると思います。

佐藤・いいですね。ちなみに，この場合の「あるべき姿」と「現状」は？　例えば，降圧剤Aと間違って降圧剤Bを配薬したとしたら？

はるか・「あるべき姿」は降圧剤Aを配薬する，「現状」は降圧剤Bを配薬した。

佐藤・そうですね。この2つには明らかにギャップがあります。別の薬を配ったんですから，それが配薬ミスという【問題】になりますよね？

すず・こうやってみると，なんだか当たり前…。あ，後知恵バイアスか（笑）。

あるべき姿をハッキリさせる

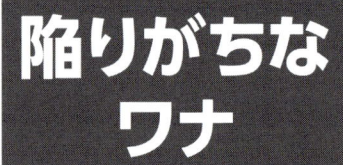**陥りがちな ワナ**

同じ考え方の
つもりでも
ズレが生じる

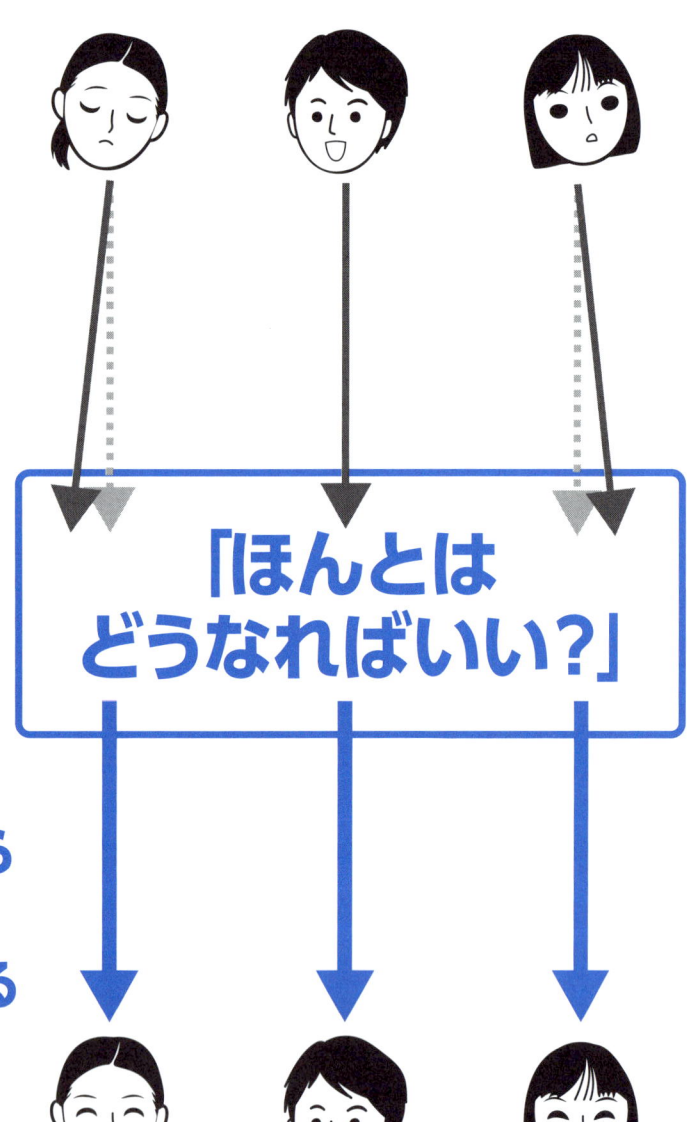

**ハッキリ
させる**

**「ほんとは
どうなればいい?」**

**問題を設定したら
いったん全員で
目的地を確認する**

あるべき姿

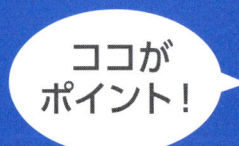**あるべき姿はしっかりと
スタッフ同士で確認し合う**

佐藤・すずさん，たしかにおっしゃるように，当たり前に感じてしまいますよね？　でも，このような当たり前のことを当たり前にやるのが，とても難しいんです。だってそのことを，すでにお2人が体現してしまっているんですから。

はるか，すず・⁉

佐藤・先ほど，お2人で取り組んだ問題解決に関して，【問題】を具体的に表現してもらいましたよね？　実はあれは，正しくは【問題】とは言えないんです。

すず・え！　私ホントに困ってるんですけど…。

佐藤・なぜならば，あれはあくまでも「現状」に過ぎないからです。あの「現状」と「あるべき姿」とのギャップがなければ，【問題】とは言えないですよね？

はるか・定義からすると，たしかにそのとおりですね。

佐藤・そこでお聞きしたいのは，あの時お2人は，「あるべき姿」をハッキリさせましたか？

はるか・していません。漠然とは考えていましたが…。

すず・私も！　何となく楽になったらいいなぁくらいで…。

佐藤・でしょ（笑）。「あるべき姿」をハッキリさせていないんです！　問題解決の旅は，ある目的地（「あるべき姿」）を目指して旅をするけど，今いる場所（「現状」）からそこへたどり着くためには，いろいろな困難（【問題】）がある。だから，**あるべき姿をハッキリさせないということは，目的地も決めずに旅をしているようなもの**。それで楽しい旅はできるでしょうか？

すず・できません〜！　そうやって言われるとよくわかるのに，悔しい（泣）。

佐藤・それに気づけばOK！　難しいのは当然なんです。「現状」ってつまり事実のことですから，バイタル測定で15分かかるとか，点滴の準備で10分かかるとか，割とカンタンに確認できますよね？　でも「あるべき姿」って？

はるか・「あるべき姿」は，漠然としていて表現しにくいですよね。それに，何が「あるべき姿」として正しいのかを判断するのは難しいと思います。

佐藤・例えば，ビッグワードの代名詞である「最適な医療」という言葉。これって確かに「あるべき姿」なんですが，具体的にどういうことなんでしょう？

すず・私もよく考えずにその言葉をけっこう使ってました！　疾患とか年齢とかでも違いますし，もっと言えば，患者さん一人ひとりでも違いますよね！

佐藤・ですよね。そしてさらにやっかいなのが，**「あるべき姿」はあいまいになりやすいので，ほかのスタッフと共有しにくい**ということなんです。だから，問題解決の旅を始める前に，「目的地はここですよ！」と決めておくことがなかなかできない。すると，旅を進めていくうちに，ドンドンお互いの考えていることがズレていくんです。その証拠に，「そもそもですね〜」って，話を戻

正しい【問題】設定の確認方法

あるべき姿

問題解決後の現状

問題解決！

問題解決前の現状

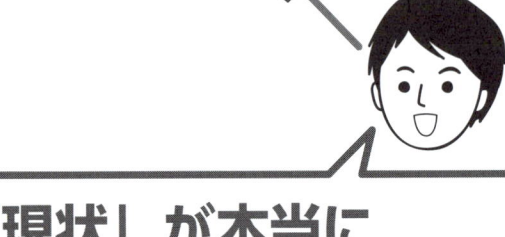

「現状」が本当に
「あるべき姿」にたどり
着くかをイメージする！

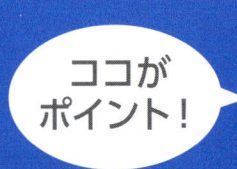

ココが
ポイント！

イメージができないのは
【問題】の設定が正しくない
証拠

す人ってよくいませんか？　そもそもっていうのは，「旅の初めに戻りましょう」ということ。つまり，「あるべき姿」をハッキリさせましょうよということが少なくないんです。

はるか・なんでよく「そもそも論」が出てくるのかが，やっとわかりました。

佐藤・**【問題】について話し合う時は，意識的に「あるべき姿」をスタッフ全員で共有することが大切**。そのためには，「ほんとはどうなればいいんだっけ？」というように，「ほんとは？」という言葉を使ってみてください。

すず・「ほんとは？」これなら言えそう！

はるか・でも，それでも「あるべき姿」がよくわからない場合はどうすればいいですか？　つまり，何が正しい「あるべき姿」なのか…。

佐藤・あ，その時は「エイヤ！」で決めちゃっていいです（笑）。

すず・え～！　それって適当すぎませんか～！？

佐藤・そうですか？　何が正しい「あるべき姿」なのかは，極論，誰にもわからないですよね？　だって，「こうなったらいいな」っていう想像に過ぎないので。だから，あれこれ考えすぎずに，実際に問題解決し，その結果から「あるべき姿」が正しかったのかどうかを判断した方が早い。だから私は，「最後はみなさんの『決め』の話ですよ！」とよく言ってます。**「あるべき姿」を考える時に本当に大切なのは，正しい「あるべき姿」を見つけることよりも，みんなで同じ「あるべき姿」を押さえておくこと**なんです。

はるか・「正しさ」よりも「同じ言葉で語れるか」…なのですね。

佐藤・はるかさん，良いこと言いますね～！　なので，「現状」の情報を集めて，「あるべき姿」をみんなで（最後は）エイヤ！　で決め，ギャップがあればそれを【問題】ととらえる。これだけでOKです！

すず・あ，ピンときました！　ここで「現状」とか「あるべき姿」がビッグワードにならないように，それぞれの言葉を具体的にする。そうすると，そのギャップである【問題】も具体的になるってことですね？

佐藤・わかってきましたね！　あと，さっきの話には続きがあって，【問題】が正しく設定されているかどうかの確認方法があるんです。それは，【問題】を具体的に設定した後，もしそれが解決すれば，「現状」から「あるべき姿」にたどり着くかを，いったんイメージしてみること。例えば，さっきの配薬ミスという【問題】が解決するということは，降圧剤Bが配られることはなくなり，本来配薬されるはずの降圧剤Aが正しく配られることになりますね。このように，**「現状」から「あるべき姿」にたどり着くイメージが自然にできれば，【問題】の設定はバッチリ**だと言えます。

あるべき姿をより具体的にイメージしたいときには？

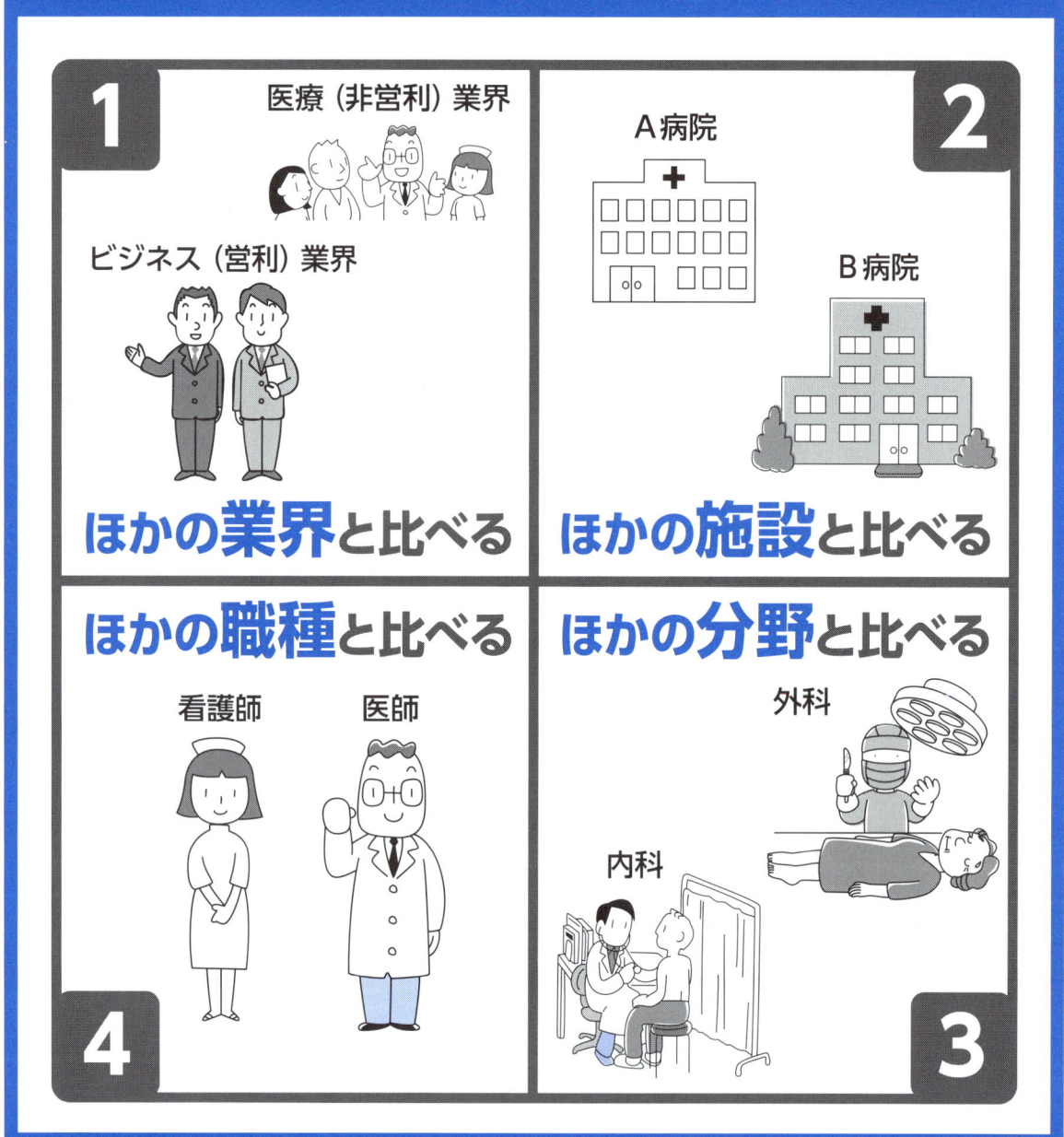

1 医療（非営利）業界 / ビジネス（営利）業界 — ほかの**業界**と比べる

2 A病院 / B病院 — ほかの**施設**と比べる

4 ほかの**職種**と比べる — 看護師 / 医師

3 ほかの**分野**と比べる — 外科 / 内科

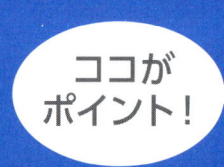

ココがポイント！

自分の慣れ親しんだ場所からは見えないものがある

【問題】は「比べて」見つける

佐藤・それでは,【問題】の見つけ方の肝について学んでいきます。それはズバリ,「比べる」ことです。すずさん,はるかさんの身長って高いですか?

すず・え!?　えっと〜（ジロジロ），高い…かなぁ?

佐藤・では,お2人で並んでみてください。どちらが高いですか?

すず・はるかさんです!

佐藤・すぐにわかりましたね!　なぜかというと,比べてみたからです。実は人って,何かと比べて物事を判断する生き物なんです。日ごろから,私たちは何かと比べていろいろな判断をしています。ただ,それを意識していないだけなんです。医療の例で考えてみましょう。ある患者さんの血圧が160mmHgだったとします。これは問題ですか?

はるか・問題です。

すず・問題ではないです!

佐藤・あれ?　お2人の意見が割れましたね。では,これを「比べる」という視点で振り返ってみましょう。それぞれ,何と比べましたか?

はるか・私は,正常血圧の基準値と比べました。

すず・受け持ちの患者さんの血圧です!　いつもこのくらいなので…。

佐藤・つまり,比べているものが違ったということですね。ちなみにもし,普段200mmHgの患者さんの半年後の血圧が160mmHgであったとしたら?

はるか・【問題】が改善していると判断できると思います。

佐藤・ですよね!　これらのことからもわかるように,**物事の判断は,必ず何かと比べること,そして,それを意識することが大切**です。

すず・そういえば!　【問題】ってそもそも,「あるべき姿」と「現状」を比べてましたよね!?

佐藤・気づきましたか!　そのとおりです。さらに,「あるべき姿」をより具体的にイメージしたい場合は,①ほかの業界と比べる,②ほかの施設と比べる,③ほかの分野と比べる,④ほかの職種と比べることをオススメします。

すず・「医療の常識はビジネスでは非常識」っていうことをよく聞きますもんね!

はるか・私も,前に勤めていた病院のやり方と今の病院のやり方を比べてみて初めて,前の病院のやり方が特殊だったことに気づいた経験があります。

佐藤・それがまさに比べるメリット。みんな,自分の慣れ親しんだムラ（業界／施設／分野／職種）から出るのは怖い。けれど,そのような居心地の良い場所からは見えないものがあります。だからこそ,意図的にその場所から出て外から眺めることが,どうしても必要になってくるんです。

たくさんある【問題】はどうやって選ぶ？

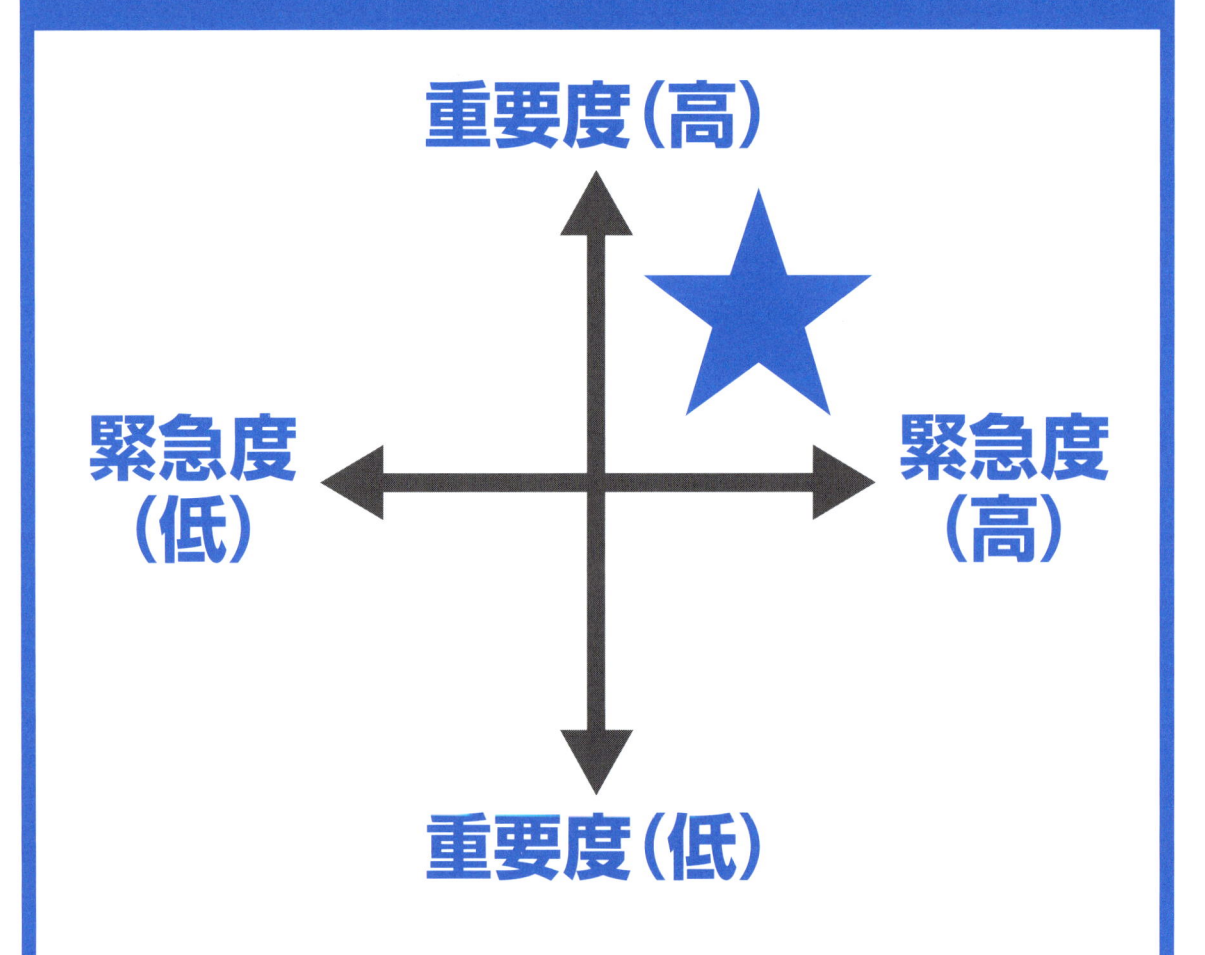

重要度（高）

緊急度（低）

緊急度（高）

重要度（低）

右上の【問題】を
優先して解決する！

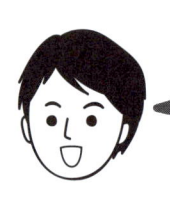

ココが
ポイント！

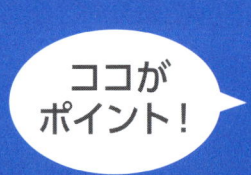

優先順位をつける基準が
ハッキリしていると
スタッフの納得感を得やすい

優先順位を決めて【問題】を選ぶ

すず・これまでの話って,【問題】の見つけ方についてですよね！　でも実際は,【問題】はすでにたくさんあって,どれを解決すればいいかわからないっていうことも多いと思うんですけど…。

佐藤・【問題】の選び方についてですね！　私が医療機関の問題解決をお手伝いする時も,最初は【問題】がいっぱいあってどれから手をつけていけばいいかわからないという声を聞きます。でも,そういった場合にどうすればいいかは,実はカンタンなんです。例えば,アラームが鳴って病室に駆けつけた時,シリンジポンプのラインが抜けているのを見つけた場合,「自覚症状やバイタルの確認」と「ラインの再接続」のどちらを先に行いますか？

すず・「自覚症状やバイタルの確認」です！

佐藤・なぜ？

すず・それは,いち早く,より重要な患者さんの状況を把握した方がいいから！

佐藤・つまり,「自覚症状やバイタルの確認」の方が,優先度が高い！　そう判断したということですね。実はこれは,【問題】を選ぶ時も全く同じなんです。つまり,たくさんある中で,**どの【問題】が,最も優先度が高いのか,その優先順位を決めればいいんです。**

はるか・先ほどの「実際の現場でどのビッグワードを具体的にするか」というお話にも通じますね。でも,どうやって優先順位を決めればいいのでしょうか？　いろいろと方法があると思うので。

佐藤・一番シンプルな方法を取り上げますね。といっても,実はすでに,すずさんが先ほどおっしゃった言葉の中に含まれています。自覚症状やバイタルの確認を先に行うことを選んだワケを,何と答えたか,思い出せますか？

すず・え !?　え～っと,確か「いち早く,より重要な患者さんの状況を把握した方がいい」とかって言った気がします…。

佐藤・そうでしたね。この中で注目すべきなのが,「いち早く」と「重要」という言葉。「いち早く」を「緊急」という言葉に変えると,つまり**「緊急度」と「重要度」の高い方を,優先的にやる**べきということになります。これが,優先順位をつける基準と決め方です。

はるか・なるほど。確かに先ほどの例では,「ラインの再接続」に比べると,「自覚症状やバイタルの確認」は緊急度も重要度も高いですね。

佐藤・**優先順位の基準がハッキリしていると,スタッフ間で共有しやすく,なぜ今この【問題】を解決しなければならないのかということに対する納得感がつくりやすい。**これは,実行する段階でもとても大切になります。

【原因】は1つとは限らない

**呼吸器を
チェック
しなかった**

- わからなかった
- できなかった
- やりたくなかった

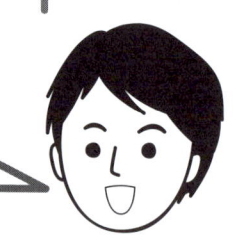

【原因】は
わけて考える！

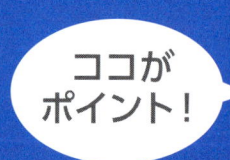
ココが
ポイント！

【原因】の種類によって
【対策】が変わってくる

【原因】を深める！

【原因】はまず，わけて考える

佐藤 ● ここからは，【原因】の考え方について学んでいきます。例えば，ある新人看護師さんが，呼吸器の動作チェックをしなかったという【問題】があり，主任さんに怒られています。では，新人看護師さんは「なぜ」チェックをしなかったのでしょうか？　お2人で考えられる【原因】を洗い出してみてください。あ，きちんと「箱をつなげてイメージする」ようにしてみてくださいね。

すず ● 使ったことがない機種だったんですかね？　慣れていないとか。

はるか ● そうね。新人さんだから，研修を受けてなかったとかもあるわね。

佐藤 ● いいですね。それらをまとめると「やり方がわからなかった」という【原因】が見えてきますね。では，それだけでしょうか？　やり方はわかるのに，しなかったということはありませんか？

はるか ● 忙しかったからとか，急変対応があったからとかもありますね。

すず ● 忘れてたとか！　私もしょっちゅう（笑）。

佐藤 ● そうですよね。それらは「やり方はわかっていたが，できなかった」という【原因】ですね。ほかには？　つまり，やり方はわかっていて，できる状況でもあったのに，しなかった…。

はるか ● …。すずちゃん，何か思いつくかしら？

すず ● う〜ん…。違うとは思うんですが，もしかして「やりたくなかった」？

佐藤 ● そう！　そういった情理（感情）的な【原因】も当然ありますよね。ニガテな機種で，「ほかのスタッフがチェックしてくれないかな？」と思っていたら，ほかのスタッフも同じように考えていて誰もチェックしない，なんてこと。ここでの学びは3つ。1つ目は，呼吸器をチェックしなかったという**【問題】の【原因】は1つとは限らない**ということ。2つ目は，**それぞれは種類の違う【原因】である**ということ。そして3つ目は，**【原因】の種類が違えば，それぞれの【対策】も違う**ということです。

すず ● こんな感じで【原因】ってわけて考えなきゃいけないんですね〜！　今まで適当に思いついたことだけしゃべってました（汗）。

佐藤 ● そうです！　この事例でわかったように，**【原因】を考えるポイントはズバリ，「わけて考える」ということ**なんです！

はるか ● 今，わかりました。さっきクレームの話であった「医療の質」「スタッフ対応」「環境・設備」「医療費」というのは，【原因】を4つにわけたということだったんですね。

【原因】をわけるコツ

足し算 ➕ で考える

```
患者さんが          ┌── 身体的
困っている ─────────┤        ➕
                  ├── 精神的
                  │        ➕
                  └── 社会的
```

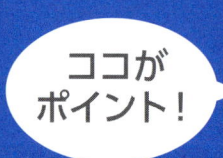 ココが
ポイント！

ヌケモレを確認する 合言葉「ほかには？」

【原因】をわけて考えるコツは「足し算（＋）」

佐藤●それでは，これから【原因】をわけて考えるためのコツをつかんでいきましょう。お2人に質問です。人って性別でわけると，「男性＋女性」にわかれますよね。ほかに，人のわけ方ってどんなものがありますか？

すず●人をわける…。「大人＋子ども」とかですか？

はるか●「日本人＋外国人」とか，血液型でもわけられますよね。

すず●あ，だったら誕生月とか，星座とか，干支でも！

佐藤●ほかには，「結婚している＋結婚していない」とか，「家族＋家族以外」みたいなわけ方もあります。つまり，**ある物事を「足し算（＋）」でわけて考える**のがポイントなんです。医療でも，例えば事故対策では，「事前対策＋応急対策＋事後対策」の3つの視点にわけて考えるのが基本ですよね。このように，先にこの3つの視点を明らかにしておけば，「しまった！　応急対策の話がヌケモレてた！」といったことを防ぐことができます。

はるか●上手にわけられているかどうか，どうやって判断したらいいですか？

佐藤●ヌケモレの確認方法ですね。カンタンです。実際に当てはめてみたらいいんです。例えば，患者さんの困っていることを「身体的＋精神的」にわけて考えるのは大切ですが，これだけでしょうか？　本当に，ほかにはない？

はるか●日常生活が送れるかとか，仕事しているならば復帰できるかとかも考える必要があると思います。

佐藤●であるならば，「身体的＋精神的＋社会的」にわけて考える必要があります。このように，**「ほかには？」を合言葉**にしてみてください。つまり，考えられる【原因】をいったん洗い出し，「ほかにはないかな？」という言葉を投げかけ，意識的にヌケモレを確認するようにする。まずはこれだけでOKです。

すず●普段のモヤモヤの正体がわかりました！　私が働いている現場では，患者さんの身体的な健康はみんな考えていますが，それに比べると，精神的な健康や社会的な健康はあんまり考えていない気がします，私も含めて…。

佐藤●「人は見たいものだけを見る生き物」なので，見たいと思わないものをあえて意識していくためには，このような考え方を意図的に取り入れていく必要があるんですね。自分の組織が患者さんの「精神的な健康」を考えていないとして，それを単に批判するだけでは，「なんであなたにそんなこと言われなきゃいけないの!?」と反発され，お2人が返り討ちにあうのは目に見えていますね。でももし，この考え方が組織の共通言語になれば，「では，身体的な健康，精神的な健康，社会的な健康の3つの視点にわけて考えていきましょう」といったように，合理的な話し合いができるようになるんです。

スタッフのモチベーションが下がる【原因】って？

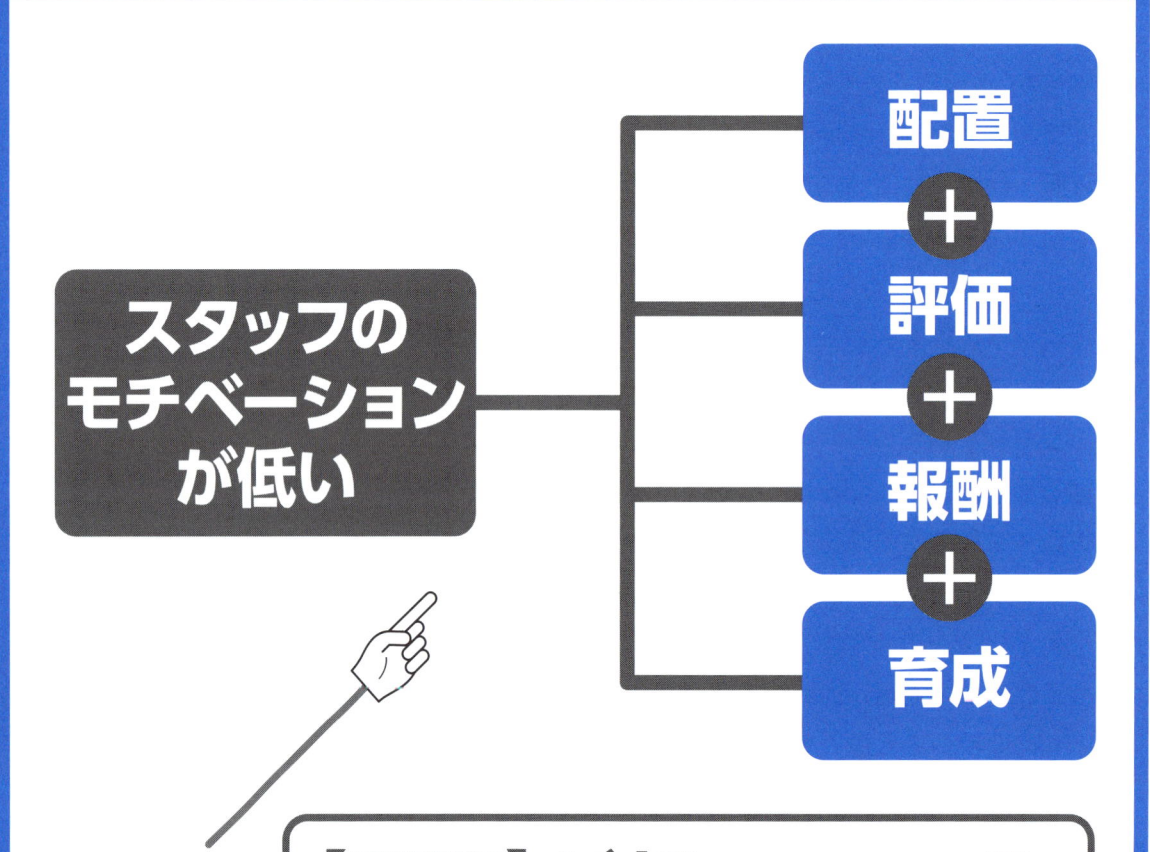

スタッフのモチベーションが低い

配置
＋
評価
＋
報酬
＋
育成

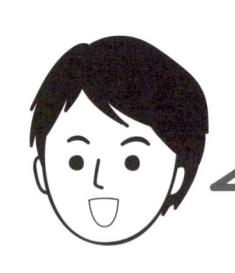

【問題】が起こっている「歯車」の仕組みを理解する！

ココがポイント！

1つでも視点がヌケモレると
スタッフのモチベーションは
十分に上がらない

スタッフのモチベーションが低い【原因】をわけて考えてみる

佐藤●次は,「スタッフのモチベーションが低い」という【問題】について考えてみましょう。お2人で話し合いを進めていってみてください。

すず●なぜモチベーションが低いかって考えても,よくわからないですね…。

はるか●自分がこれまでモチベーションが上がった時を思い返してみたらいいんじゃない？ 患者さんにありがとうって言われたとか,治療がうまくいったとか,ほかのスタッフのサポートができた時とかもそうよね。

すず●私は一緒に働く人間関係って大事だと思います！ やっぱり気が合う人と一緒に仕事したいですもん！ それに,好きな業務とニガテな業務ってありますけど,好きな業務の時間帯は,やっぱりちょっとテンション上がります。あと,この前,血管が細い患者さんの穿刺が一発で入った時,「ちゃんとできたわね」って先輩に褒められた時は「やった！」って思いました！

はるか●そうね。それにやっぱり,給料とかボーナスとかってもらうと嬉しい。頑張った証だから。あと,この前の院内発表会で表彰してもらったことも自信につながったなぁ。発表の指導を先輩がしてくれたのもありがたかったわ。

佐藤●さて実は,今お2人が挙げた内容って,4つの視点にわけることができるんです。それは,**「配置＋評価＋報酬＋育成」。これが,モチベーションを決める組織の仕組み**なんです。人は誰しも,気の合うスタッフと一緒に働くことができて,自分の能力を最大限発揮できる業務に配置され,その働きについて適切に評価され,その評価に基づき適切に報酬をもらい,さらに良い仕事ができるための育成の場があると,モチベーションが上がるものです。

すず●ほんとだ～！ 全部どれかに入っちゃう！

佐藤●なので,これら4つの視点は,**歯車みたいにうまく噛み合っているか**が大切です。ちなみにお2人の施設では,この4つの視点はどうなっていますか？

はるか●仕組みという観点では,全部うまくいってないと思います。配置に関しては,自分に合う業務とかは選べないですし,評価に関しては,ラダーはありますが,業務で求められていることといまいち合っていない気も…。

すず●報酬って経験年数で決められているし,院内研修とかはありますけど,一方的な講義の形式がほとんどで,終わった瞬間に忘れちゃうし（笑）。

佐藤●多くの医療機関が同様の悩みを抱えていると思います。だからこそ,漠然と考えるのではなく,**視点をわけて【原因】を考えていくことによって,その【問題】が起こっている歯車の仕組みを理解する**ことがとても大切。これが,【原因】をわけて考える一番の効用なんです。

いろいろな【問題】に使える【原因】のわけ方

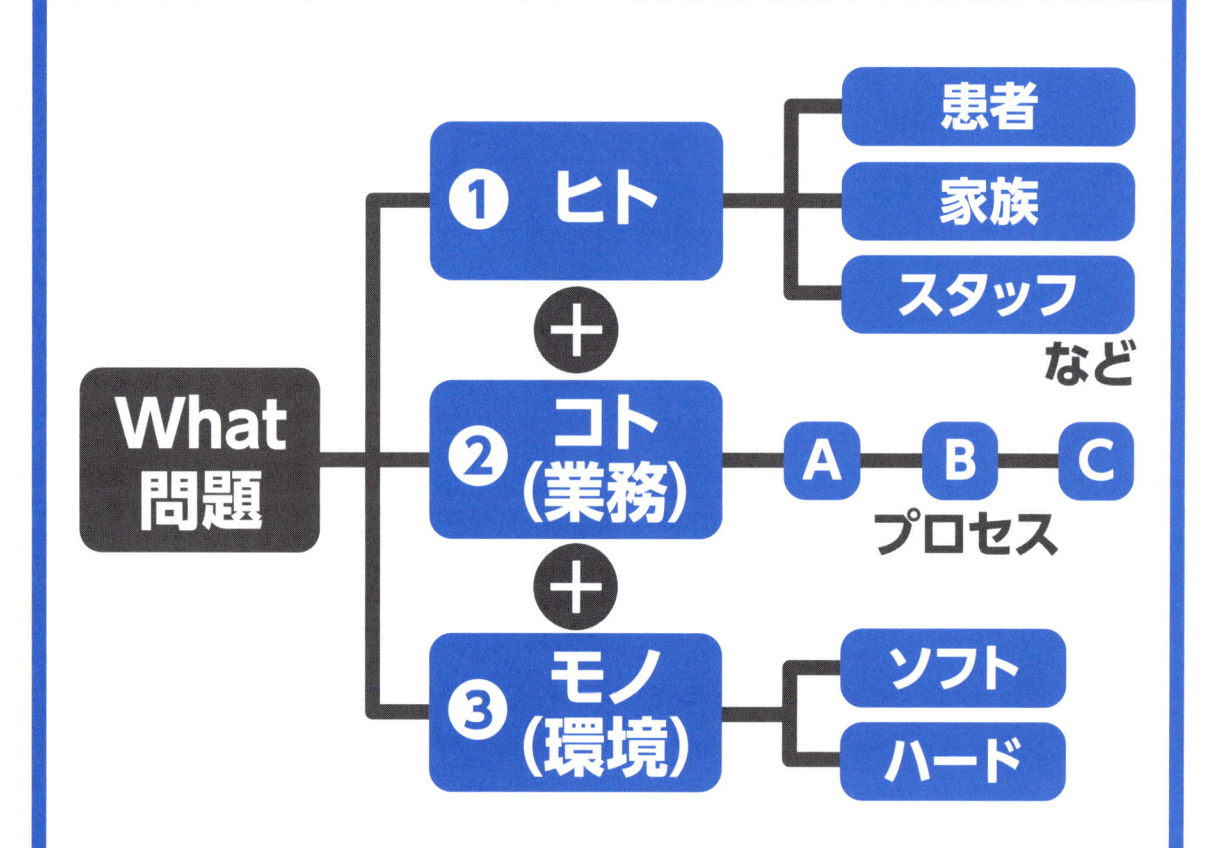

What 問題

① ヒト ＋ ② コト（業務）＋ ③ モノ（環境）

- 患者
- 家族
- スタッフ
など

A — B — C プロセス

- ソフト
- ハード

現場の多くの【問題】は
この**3つの組み合わせ**で
起こっている！

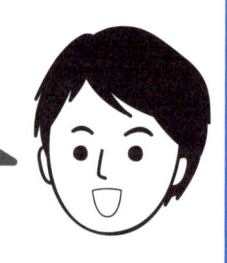

普段目に見えない【原因】を
意識的に見える化する

【原因】をわける切り口

はるか・【原因】をわけて考えることの大切さはわかってきたのですが，先ほどのように，ぱっと思いつくものなのでしょうか？

佐藤・それを「わける切り口」と表現します。結論から言えば，**わける切り口は，経験値を高めて見つけていく必要があります。現場で実際に問題解決の地図を使いながら考える練習を繰り返す。その中で，「この【問題】だったら【原因】をこうやってわけて考える！」といったポイントが見えてきます。**とはいえ，きっかけもない中で考えても，なかなかわける切り口が見えてこないと思います。ですので，一番カンタンでいろいろな【問題】に使える，【原因】をわける考え方をお教えします。それは，**「ヒト＋コト（業務）＋モノ（環境）」の3つでわける**ことです。現場で起こるどんな【問題】も実は，大体がこの3つの組み合わせで成り立っています。映画が「役者・スタッフ＋物語＋風景・音楽・衣装や機材など」の組み合わせで成り立っているようなものですね。

はるか・【原因】を「ヒト」の視点で見るのは，スタッフとか患者さんとかご家族とか，ですよね？　では，「コト（業務）」とはどういうことなのですか？

佐藤・「コト（業務）」は，手順の流れで見ていくのが基本です。例えば，輸液ポンプの設定の数値を担当スタッフが間違えて入力し，薬剤が予定時間から15分早く終了，そのアラームでミスに気づいたとします。ここでの【問題】は，「輸液ポンプの薬剤が予定より15分早くなくなった」ですね。これを「コト（業務）」の視点で考えると，何が【原因】だと思いますか？

すず・それはやっぱり，担当スタッフが間違って入力したからですよね！

佐藤・そうですよね。でもそれだけですか？　間違って入力する前や後にも【原因】は考えられませんか？

はるか・たしかに，入力前だったら，申し送り内容の間違いや指示書の確認間違いかもしれませんね。それに入力後だったら，ダブルチェックや薬剤残量の定期確認を怠ったのかもしれません。

佐藤・そうですよね。いずれにしても言えるのは，輸液ポンプを使った薬剤投与という**業務の一連の手順のどこかに【原因】があるということです。それも，1つとは限らない。だったら，その業務の一連の手順を先に全部洗い出してしまって，それから一つひとつ【原因】を見ていけばいい**んです。

はるか・つまり，見たいところだけでなく，そうでないところも意識させるために，あえて手順を洗い出して見えるようにするのですね？

佐藤・まさにそのとおりです！　**業務手順など，普段は目に見えないものを見える化するというのは，問題解決の勘所**なんです！

【原因】の選び方

What
問題

Why 原因 **A**

Why 原因 **B**

Why 原因 **C**

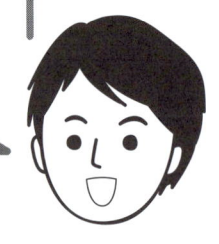

一番重い
【原因】を選ぶ！

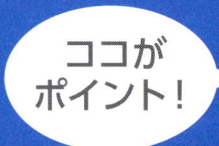
一番重い【原因】を選ばないと
「アレもコレも」の【対策】になる

すず・じゃあ、「モノ（環境）」っていうのは？

佐藤・例えば、スタッフ間で業務のやり方にバラツキが出てしまわないようにするためには、何が必要ですか？

はるか・ルールやマニュアルが必要ですよね。

佐藤・そうですよね。では、手順のヌケモレがないように確認するためには？

すず・はい！　チェックリストを使ったらいいと思います！

佐藤・そのとおり。まずは、このような「ソフト」の視点が必要になりますね。一方、当然ながら業務をする上で、輸液ポンプやシリンジポンプ、呼吸器などの機器や、穿刺針やシリンジ、チューブなどの材料、ベッドや照明などの設備も必要になります。これが「ハード」の視点です。こういった「ソフト＋ハード」の視点で見ていくのが、「モノ（環境）」の考え方です。

はるか・なるほど。どんな【問題】も、「ヒト＋コト（業務）＋モノ（環境）」でわけて考えていけば、そのどこかに【原因】があることがわかりますね。

【原因】には「重さ」がある

すず・「ヒト＋コト（業務）＋モノ（環境）」でわけて考えて【原因】をいくつか見つけ出したら、【対策】を考えていくって感じでいいんですよね〜！

佐藤・それ、典型的なワナにはまってますよ（笑）。通常、問題解決の地図を使って議論すると、たくさんの【原因】が出てきます。これってつまり、それだけたくさんの【対策】を考えて、現場で実行しなければならないことを意味しますよね？　ただでさえ業務が忙しいのに、それって本当にできますか？

すず・そう言われると…、できずに結局、中途半端になると思います…。

佐藤・ですよね。何度も言いますが、絵に描いた餅じゃダメなんです。あくまでも、10コの絵に描いた餅より1コのおいしく食べられる餅！　そうであれば、**【原因】を洗い出した後、どれを解決するか選ばないといけません。**

はるか・納得ですが、それには選ぶ基準が必要ですよね？

佐藤・そう、肝心なのが何を基準とするかです。ただ、これもけっしてムズカシく考えなくて大丈夫。だって、お2人も普段からやっていることだからです。例えば、夏の家庭の節電、お2人だったら何をしますか？

すず・待機電力とかよく聞くから、主電源を切ったり、コンセントを抜いたり…。

はるか・ムダな電気を消します。あといつもテレビをつけっぱなしにするのでそれも。エアコンとかも温度を上げて、扇風機を使います。

佐藤・普通に考えたらそうですよね。でもそれって、さっきの「アレもコレも」の【対策】になってませんか？

【原因】の重さはこう計る

1 数字

Why 原因

2 往復運動

What 問題　Why 原因

3 関係性

Why 原因 A
↕
Why 原因 B

一番大きい数字は？

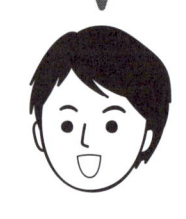

どれだけ影響してる？

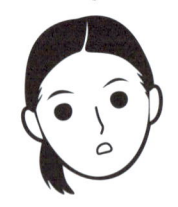

きょうだい関係や親子関係はある？

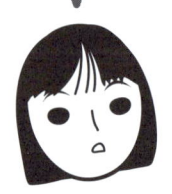

ココがポイント！

論理で洗い出し経験で選ぶ

はるか・たしかに。そもそも，それをやってはいけないという話でしたね。

佐藤・そう。であれば，1つしか【対策】を実行できないと考えたらいい。そうすると，1つだけなら何をやりますか？

すず・う～ん…。1つだけだったら，エアコンかなぁ？

佐藤・どうして？

すず・だって，電気を一番使うから…。

佐藤・それです！　本当は，その話が最初に出てこないといけない。つまり，電力の消費量が，どの電化製品よりも「重い」からですよね？　これが【原因】の選び方。つまり**一番「重い」のは何かを選ぶ**ことなんです。実は，【原因】をわけて洗い出すのは，一番「重い」【原因】を選ぶ準備段階に過ぎません。

はるか・節電の話では消費電力で「重さ」を計ればわかりやすいですが，現場での問題解決の時にはどうやって「重さ」を計ればいいんですか？

佐藤・みんなで話し合って，「コレが一番重いかな？」って決めちゃってください。

すず・また出た～！　先生，ほんと，たまに適当（笑）。

佐藤・（笑）。2つ理由があって，1つは，【問題】のあるべき姿のところであったように，すぐに【対策】まで決めてしまってやった方が早いということ。もう1つは，【原因】を正しく洗い出してしまえば，あとは現場経験から感覚でわかるということ。コレ，意外とバカにできないんですよ。

はるか・経験からの感覚ってわかる気がします。私も，患者さんのバイタルを計っていて「あれ？　何かおかしい」と思ったことが，後になって急変の予兆だったという経験が何度もあります。

佐藤・私も現場でたくさん経験しました。だから，**【原因】を考える時に肝心なのは，「論理で洗い出し，経験で選ぶ！」**です。これが一番早い。ただ，もちろん「重さ」の計り方の正攻法はあります。1つ目は，やはり**数字に落とし込む**こと。人数，時間，作業数，工程数，アンケート数など，【原因】にまつわるあらゆる事実を数字に落とし込んで話し合う。2つ目は，**【問題】との往復運動**。それぞれ洗い出した【原因】がどれだけ【問題】に影響しているのかをイメージしてみて，「コレはあんまり影響なさそう」「コレは意外と影響ありそう」といったことを頭の中で実験してみる。3つ目は，**【原因】同士の関係性を考える**。「この【原因】がこの【原因】とつながっている」「この【原因】に手をつけないと，この【原因】には手をつけられない」といった【原因】のきょうだい関係や親子関係を明らかにする。この3つがポイントです。

はるか・これまで，【原因】について，こんなに考えなければならないことがありながら，それを飛ばして【対策】を決め打ちしていたんですね…。

【対策】を具体的にする方法

```
┌─ What  何を？
How  ─┼─ Who   誰が？
対策   └─ When  いつまで？
```

3Wを使って
【対策】を
具体的にする！

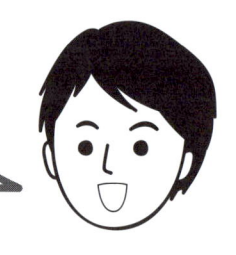

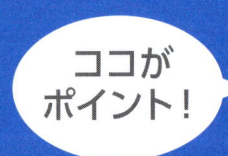 ココが
ポイント！
あいまいな【対策】では
絵に描いた餅に終わってしまう

【対策】を深める！

【対策】が具体的でなければ絵に描いた餅

佐藤・やっと問題解決の下流にたどり着きました。ここからは【対策】の考え方について学んでいきます。良い問題解決のプランをつくるためには，問題解決の上流が大事になります。でも，いくら良いプランができても，それが絵に描いた餅で終わってしまっては意味がありません。絵に描いた餅ではなく食べられる餅をつくるには，あいまいな【対策】にしないことが重要になります。

はるか・私たちも，「OJT教育を実施する」とか「話し合いの時間をつくる」など，あいまいな【対策】にしてしまっていたことを思い出しました。

佐藤・すぐにそこに気づいたのは素晴らしいですね！　したがって，【対策】もまた，どれだけ具体的に考えるかが肝心です。

はるか・どのような視点で具体的に考えればいいのでしょうか？

佐藤・では，そのポイントについて考えていきましょう。お2人の部署でも，ミーティングで決められたことが実行されないことってよくありますよね？

すず・しょっちゅうあります！　「あれってどうなったんだっけ？」みたいな！

佐藤・それってなんでだと思います？

はるか・負担が大きいからだと思います。例えば，「マニュアルをつくる」といっても，忙しい業務の合間を縫ってつくらないといけませんので。

佐藤・「何をやるのか（What）」が現実的ではないということですね。ほかには？

すず・ん～…。あ，わかった！　担当するスタッフだ！

佐藤・「誰がやるのか（Who）」を決めていないということですね。あと1つ絶対に決めなきゃいけないのは？

はるか・期限も決めないといけないですよね。

佐藤・そう，「いつまでにやるのか（When）」ですね。これら3つが，絵に描いた餅を食べられる餅に変える魔法。つまり，**「何をやるのか（What）」「誰がやるのか（Who）」「いつまでにやるのか（When）」の3Wを具体的に盛り込んで対策をつくり上げる**必要があるんです。

はるか・気になったのですが，やり方は決めておかなくていいんでしょうか？

佐藤・どのようにやるのか（How）は，基本的に決めずに担当スタッフ（Who）に任せておいた方がいいです。それには2つのワケがあります。1つは，現場で実行しやすいやり方は，実際にやる担当スタッフが一番わかっているから。もう1つは，やり方まで縛ってしまうと，担当スタッフの自由度とやりがいがなくなり，モチベーションの低下につながるからです。

「生きたプラン」づくりの肝

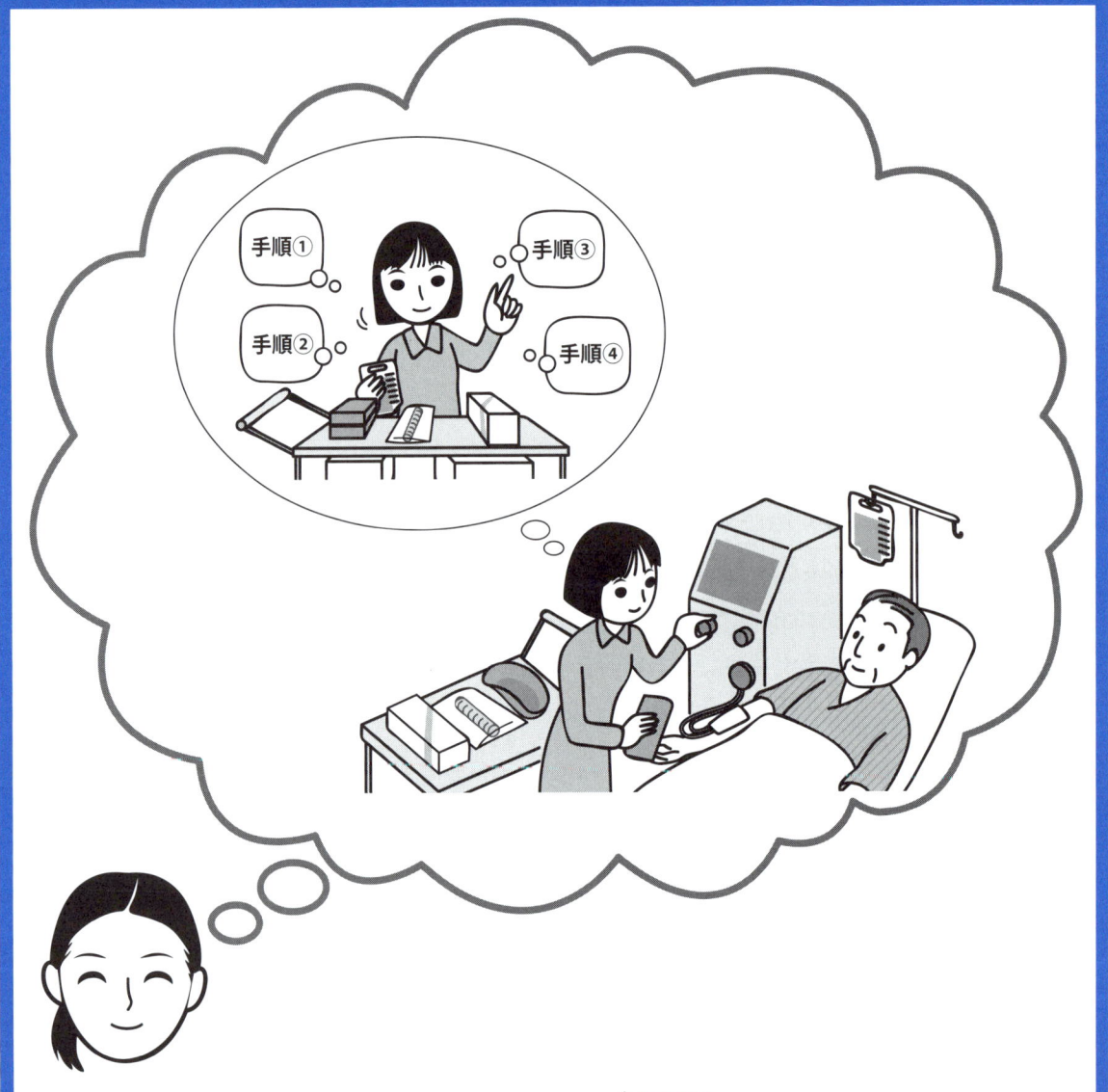

現場スタッフが**動いている**イメージを浮かべてみる

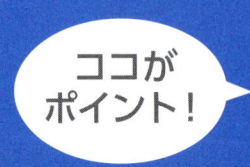

ココが
ポイント！

イメージができないと「生きたプラン」にならない

「動画イメージ」で生きたプランをつくる

佐藤・3Wで【対策】を考える時に大切なことがあります。それは、「動画でイメージできるか」です。問題解決の地図を使ってつくったプランは、現場で実行していくためのいわばレシピ。そのレシピを**具体的にイメージした時、本当に実行できている風景が鮮明に浮かぶか**どうか。これが、本当に現場で使えるプラン、つまり「**生きたプラン**」をつくる肝になります。

はるか・私たちが挙げた【対策】の違和感の理由が、やっとわかりました。あの【対策】を実行しているイメージが浮かばないんです。誰がOJTをやるのかとか、いつから話し合いの時間をとるのかとか…。

佐藤・特に「**スタッフが動いているイメージ**」はとても大切です。結局、その【対策】を実施するのは現場スタッフなのですから。では、「マニュアルをつくる」という【対策】を取り上げ、実際に動画イメージを浮かべて考えてみましょう。例えば、単に「マニュアルをつくる」ではなくて、「透析治療に関するマニュアルを、新人スタッフが、1週間後の○月○日までにつくる」としてみましょう。これを実際に動画でイメージをしてみた時に、「あれ？」「ん？」といった違和感がありませんか？　もちろん、透析についての知識がある前提で。

すず・治療に関するマニュアルって、どんなマニュアルなのかがイメージできません…。治療の方法？　種類？　手順？　注意事項？

佐藤・ですよね。「○○に関する」っていう表現は注意が必要。意外とその範囲は広くあいまいなんです。では、「治療の手順に関するマニュアル」としましょう。これでもうOKですか？

はるか・手順といってもいろいろな項目がありますよね。業務の順番だけでなく、必要な物品とか具体的な機器の操作方法とか。

佐藤・そのとおり！　どんな手順なのかをもっとハッキリさせる必要があります。なので、「治療の手順（作業の順番＋必要な機器や物品＋担当スタッフ）に関するマニュアル」としましょう。これでかなり具体的になりましたね。一方で、これだけ詳細なマニュアルは誰でもつくれるものではありませんよね？

すず・実際に「治療の手順を熟知したスタッフ」がつくるべきです！

佐藤・加えて、これって本当に1週間でできそうですか？

はるか・ムズカシそうです…。私だったら3週間はほしいですね。

佐藤・では、期限を3週間に延ばしましょう。このように動画イメージを繰り返してみて初めて、「治療の手順（作業の順番＋必要な機器や物品＋担当スタッフ）に関するマニュアルを、治療の手順を熟知したスタッフ（例えば主任）が、3週間後の○月○日までにつくる」という生きたプランができあがるんです。

問題解決の地図と PDCAサイクルの関係

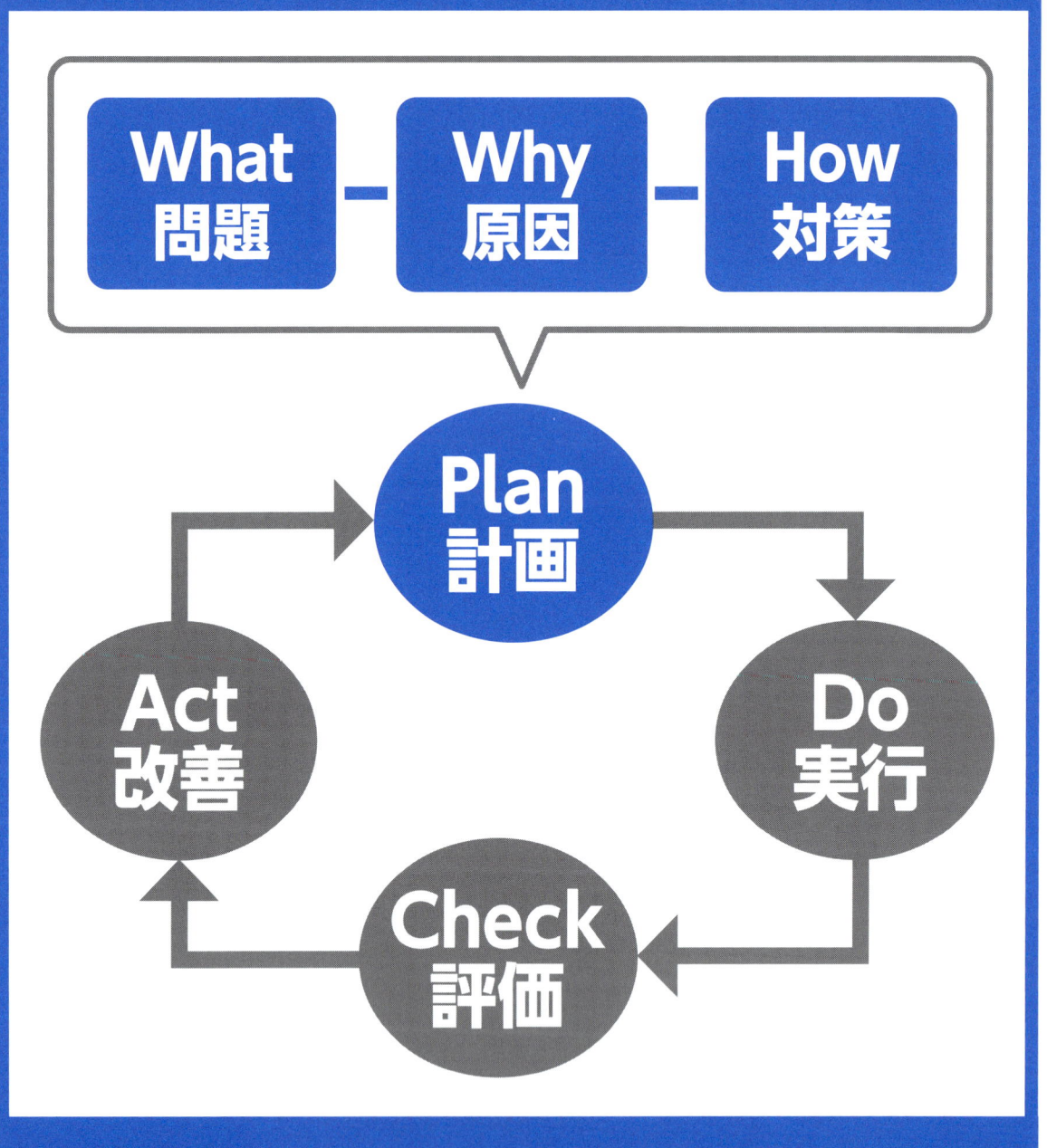

What 問題 — Why 原因 — How 対策

Plan 計画

Do 実行

Check 評価

Act 改善

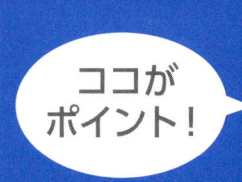

ココが ポイント！

PDCAサイクルを回し 問題解決プランの質を 高め続ける

【対策】が有効かどうかをチェックする最後のひと手間

すず・やっとゴールにたどり着いた〜！　長かった…。

佐藤・おっと！　最後に1つだけやることがありますよ。忘れちゃいましたか？

はるか・その【対策】をカンペキに行うことができたら，本当に【問題】がキレイに消えてなくなるかをイメージしてみること，でしたよね。

佐藤・そうです。もし違和感があれば，【問題】や【原因】に戻って考え直す。この繰り返しでやってみてください。

問題解決の地図はあくまでもPDCAのP

佐藤・先ほどすずさんは「ゴールにたどり着いた」とおっしゃったのですが，それって本当ですか？

すず・え!?　まだ何かあるんですか!?　だって，問題解決のプランはできあがりましたよね!?

佐藤・はい，たしかに「プラン」はできあがりましたね。じゃあ，プランができたら次は？

はるか・実際にそのプランを実施しないと意味がないですね。

佐藤・ですよね！　ちなみに，お2人は「PDCAサイクル」ってご存じですよね？

すず・Pがプランでしょ？　で，Dが実行で，Cが…え〜っと。

はるか・Cが評価でAが改善だよね，すずちゃん。

佐藤・そう，**問題解決のプランというのは，あくまでも，PDCAサイクルのPでしかない**んです。プランはあくまでもプランであって，空想（妄想）の世界に過ぎませんから，実際にやってみなければ，正しいかは誰にもわからないんです。だから，やってみて正しくなければ，別のプランを考える。やってみて正しければ，さらに良いプランを考える。こうやってPDCAサイクルをグルグル回し，問題解決のプランの純度を高め続けていかなければならない。問題解決とは，「**終わりのない旅**」なんです。

すず・はぁ〜…，気が遠くなってきた…（笑）。

はるか・正直，ノンテク授業を受けるまでは，問題解決がこれほど奥の深いものだとは全く思っていませんでした。同時にこれまで，このような考え方を知らずに現場で問題解決にあたっていたことを，とても怖いことだと感じています。

佐藤・その**危機意識を大切にしてください。それは，人の意識や行動を変えるために一番大切な要素**なんです。現状に満足することなく，貪欲に学び続け，自ら気づき，それによって生まれる危機意識をもとに，常に前進していっていただければと思います。

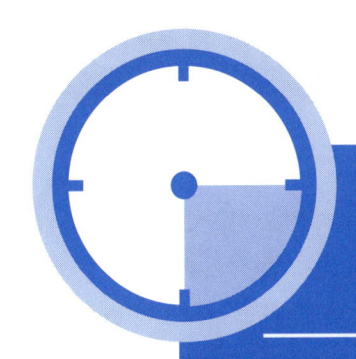

伝えるチカラ

- 一番シンプルなコミュニケーションの技術
- 論理の三角形で説得力を高める
- わかりやすい【理由】をつくるために大事なコト

感情的コミュニケーションだけではダメ

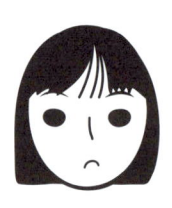

聞いてくれない
あの人が悪い！

感情的コミュニケーション

▼

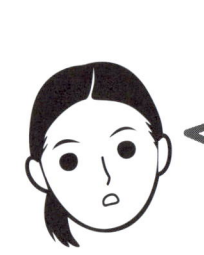

どうやったら
もっと**わかりやすく**
伝えられるだろう？

論理的コミュニケーション

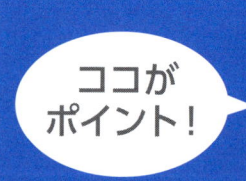

ココが
ポイント！

コミュニケーションを
論理的思考でとらえる

一番シンプルなコミュニケーションの技術

感情論だけでは良好なコミュニケーションはできない

佐藤・ノンテク授業2限目は，伝えるチカラについて学んでいきます。実際に問題解決をするうえで，当然ながらコミュニケーションは必要不可欠ですよね。多職種連携の時代では，いろいろな価値観や文化の違う職種と問題解決を行っていかなければならないため，コミュニケーションの重要性がますます高まっています。一方で，コミュニケーションという言葉のワナに，お2人ならもうお気づきになると思いますが，いかがですか？

はるか・すぐにわかりました。「ビッグワード」ですね。

佐藤・そのとおり。それも，これ以上ないくらいの超ビッグワードです。この言葉を，いろいろな人たちがいろいろな解釈を持って普段使っていて，その結果，コミュニケーションという言葉だけが一人歩きしてしまっています。「良好なコミュニケーションを取ることが大事です！」と言うと，「そうだよね」と誰もが賛成する。いわば「印籠」のようなものです。ですが，残念ながら，それをいくら叫んだところで，良好なコミュニケーションなんて取れません。

すず・(先生，たまに毒舌になるなぁ…（汗））

佐藤・一方で，一般的なコミュニケーションって，感情論で語られることが多いですよね？　もちろんそれも大切なのですが，感情論だけでは良好なコミュニケーションを取ることができないことに，みなさん気づき始めているはずです。

はるか・以前，あるコミュニケーション研修を受けた後に，「『相手の気持ちを大切に』とか言ったって，それができないから苦労してるんだよね…」みたいなスタッフ同士の会話が聞こえてきました。

佐藤・そこで，**これから重要になるのが，論理的コミュニケーションです**。「『これやって！』って言ったのに，ちゃんとやってくれなかった！　あの人が悪い！」と言ったところで何も始まりません。そうではなくて，「じゃあ，**どうすれば相手が正しく物事を理解してくれるような，わかりやすいコミュニケーションができるのか？**」を論理的にとらえ，そのためのコミュニケーションを考えていく必要があります。

はるか・なるほど。つまり，良好なコミュニケーションを取るためにも，1限目で学んだ論理的思考が必要になってくるのですね。

佐藤・そのとおり！　論理的コミュニケーションとは，「箱をつなげてイメージ」しながら，コミュニケーションをわかりやすくしていくことなんです。

論理的コミュニケーションの基本って？

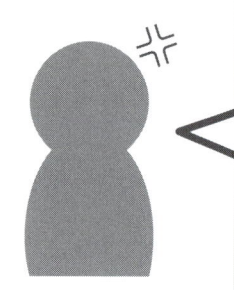

伊藤さんって，いつも患者さんとおしゃべりばっかりなんですよ。ただでさえ業務が忙しいのに，いつも患者さんの横に行って悠長に話をしてるんです。ホントに，周りのスタッフのこともちょっとは目を配ってほしいもんですよ。そりゃ，患者さんとコミュニケーションを取るのが悪いってことじゃないですけど，そのために私たちほかのスタッフの業務量が増えるのは我慢できません。○○さん（あなた）からも何とか言ってください！

結論

何とか言ってください！

理由

| 悠長に話している | スタッフに目を配らない | 業務量が増える |

ココがポイント！

論理の三角形でコミュニケーションを組み立てる

論理の三角形でコミュニケーションする

佐藤●それでは，これから論理的コミュニケーションの基本となる技術をお渡しします。まずは，左ページのセリフをご覧ください。お2人の前にあるスタッフがやってきて，何やら別のスタッフの文句を言っているようです。ちなみにこれ，実際に現場で働いていた時に，ほかのスタッフから私に対して出た文句を参考にしてつくりました。

すず●先生，自分の事例を参考にするなんてドMですね（笑）。

佐藤●（笑）さて，いろいろと文句を言っているようですが，お2人はそれを聞きながら，結局何が一番言いたいことなのか，どのようにとらえましたか？

すず●えっと，業務量が増えるっていうこと？

はるか●スタッフへの不満を言っているのはわかるんですが，たしかに何が言いたいのかはハッキリわかりません。

佐藤●お2人も普段，このような「何が言いたいの？」的なコミュニケーションをしてしまっていませんか？　実は，**論理的コミュニケーションの原則は「受け手絶対主義」。こちらが言ったことではなく，あくまでもコミュニケーションの相手が受け取ったことが事実になる**。ですので，これは明らかに，相手に負担をかけているコミュニケーションと言えます。

すず●その受け手絶対主義のコミュニケーションってどうすればいいんですか？

佐藤●それは，次のようなコミュニケーションに変えることです！　「何とか言ってください。なぜならば，患者さんと悠長に話をしてるし，周りのスタッフに目を配ってないし，そのせいで私たちの業務量が増えるからです」。

すず●めちゃくちゃわかりやすくなった〜！

佐藤●基本的には同じ言葉なのに，中身を少し入れ替えるだけでとたんにわかりやすくなりましたよね？　では，どういう視点で入れ替えたのでしょうか？

すず●結論を最初に伝えてる！　私もよく「結論から言え！」ってドクターに怒られるので，すぐわかりました！

佐藤●そう，「何とか言ってください」というのは【結論】ですよね。相手にしてほしいことです。一方，それ以外はすべて【理由】です。相手になぜそれをしてほしいのかということですね。このように，**コミュニケーションを【結論】と【理由】で組み立てる技術のことを，「論理の三角形」と言います**。これを「箱をつなげてイメージする」と，**1つの【結論】を複数の【理由】で支える**ようなカタチになります。

はるか●【結論】と【理由】で組み立てると，なぜこんなにもわかりやすくなるのですか？　結論から言った方がわかりやすいのは理解できるのですが…。

正しい論理の三角形の確認方法

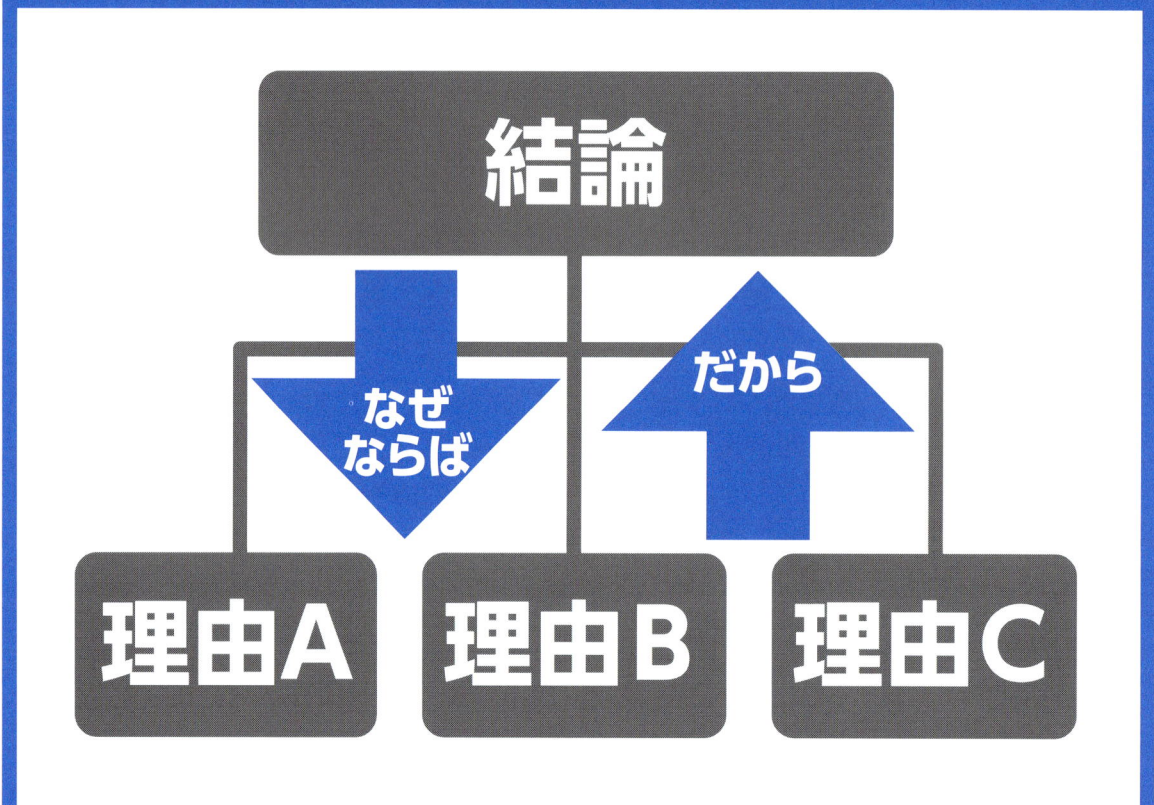

結論

なぜ
ならば

だから

理由A　理由B　理由C

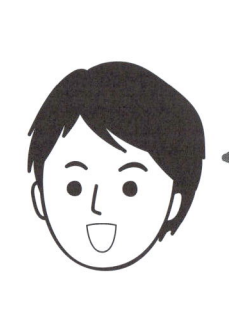
文章がぐるっと
一周つながれば
組み立てOK！

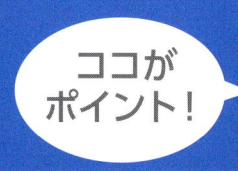
ココが
ポイント！

確認できたら
【結論】→【理由】の順に
伝えるだけ

佐藤・話の中に出てくる**たくさんの言葉同士のつながりがハッキリする**からです。受け手絶対主義の立場で考えてみましょう。【結論】を最初に理解することによって，その後にどれだけたくさんの言葉を投げかけられても，「アレもコレもすべて，最初に言っていた【結論】につながるんだな！」という姿勢で聞くことができる。つまり，「聞く準備」ができるんです。

すず・それ経験あります！　患者さんからありがとうって言われた後の話って，きっと褒めてくれる内容なんだなって（照）。

佐藤・まさにそれが聞く準備ですね。この「**聞く準備を意図的につくる**」というのが，この論理の三角形の良いところの一つです。

はるか・その聞く準備というのが，多職種連携での問題解決にも大切になるということなのですね？

佐藤・そのとおりです！　同じ職種のスタッフとの会話って楽じゃないですか？それって，「この職種の人はこういう時にこう考える！」っていう背景や前提が，同じ職種なので理解できているからですよね。つまり，細かいことを考えなくていいから楽なんです。ですが，ほかの職種だとそうはいきません。**多職種のコミュニケーションでは，それぞれの背景や前提をお互いに十分に理解できない分，なおさら，コミュニケーションの共通言語をつくっておかなければなりません。その共通言語が，論理の三角形なんです。**

すず・先生，さっきの事例も，どれが【結論】か【理由】かがけっこう悩みました！　「業務量が増える」っていうのが【結論】かなとか思ってしまって…。どうやって【結論】と【理由】を判断して組み立てたらいいんですか？

佐藤・良い質問ですね！　実は，それにはカンタンな確認方法があります。いったん【結論】と【理由】を組み立てたら，**【結論】＋なぜならば＋【理由】で文章がつながるか，逆に【理由】＋だから＋【結論】でやはり文章がつながるかを確認してみる**ことです。これでぐるっと一周文章がつながれば，組み合わせはバッチリ。実はさっきの事例で，私が前者を確認しながら話していたことに気づきましたか？　では，後者も確認してみてください。

すず・「患者さんと悠長に話をしてるし，周りのスタッフに目を配ってないし，そのせいで私たちの業務量が増える。だから，何とか言って！」。ホントだ！ちゃんと文章がつながってます！

佐藤・ですよね。なので，いったん組み立てたあとは，「なぜならば」「だから」を使って確認するように意識してみてください。そうして確認作業をしたら，【結論】から先に伝え，それから【理由】を伝えればOKです。

はるか・論理的コミュニケーションとはこういうことなんですね。目から鱗です。

論理の三角形の肝

【理由】の柱で【結論】を支える

結論

理由の柱A | **理由の柱B** | **理由の柱C**

ココがポイント！

【結論】の説得力は【理由】の質で決まる

論理の三角形で説得力を高める

【結論】の説得力は【理由】の質で決まる

佐藤・さて，ここからは論理の三角形の肝について学んでいきます。その肝とは，**【結論】の説得力は，【理由】の質で決まる**ということです。例えば，先ほどの事例で次のように説明されたら，お2人ならどう思いますか？　「何とか言ってください！　なぜならば，伊藤さんだけが優しくて，私たちは冷たいスタッフだと患者さんに思われるのが嫌なんです！」。

すず・正直，「それで注意しろっておかしくない？」って思っちゃいます！

はるか・自分勝手な気がしますね。だったら，文句を言っているスタッフも，そう思われないように行動すればいいだけですよね。

佐藤・そうですよね。このように，同じ【結論】だとしても，それを支える【理由】の質によって，全く説得力が変わってくるんです。

どんな【理由】の柱で結論を支えるか？

はるか・では，【結論】の説得力を高める【理由】は，どのように考えたら見つけられるのでしょうか？

佐藤・そのポイントは，**バランスの良い【理由】の「柱」で支える**ことです。例えば，「健康が大事！」という【結論】を伝えたいとします。どんな【理由】で支えますか？

すず・たぶん，病気はつらいし，日常生活も制限されるし，あと食事制限もあったりするから…って説明すると思います！

佐藤・つまりそれは，「身体的な健康」についての【理由】ですね。では，健康って身体についてだけでしょうか？　さあ，同じようなことを1限目でやった気がしますよね？

はるか・「【原因】を深める」のところでやりましたよね。「精神的な健康」もあります。病気への不安や家族への負担とか。

すず・あと1つは…，「社会的な健康」ですね！　仕事とか金銭的負担とか！

佐藤・そう，つまり，「身体的な健康について」「精神的な健康について」「社会的な健康について」の3つの【理由】が柱となって支えることによって，「健康が大事！」という【結論】の説得力を高めることができると考えられますよね。

すず・そうだった！　こうやって考えるとわかりやすくなるんでしたね！

佐藤・そう！　しかもそれは相手にとってもわかりやすいんです。「健康は大事！　そのワケをこれから，『身体的な健康』『精神的な健康』『社会的な健康』

いろいろな【理由】の柱のつくり方

結論：**多職種連携が大事！**

理由	患者	スタッフ	病院
理由	過去	現在	未来
理由	社会	政治	経済
理由	メリット	デメリット	メリット＞デメリット

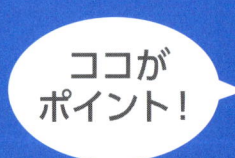

ココがポイント！

【結論】をバランスよく支える【理由】の柱を考える

の3つにわけて説明します。まずは1つ目の『身体的な健康』については…」。こうやって話すことで…？

はるか・さっきのお話と同じですね。つまり聞く準備ができる。

佐藤・正解です！　これを「箱をつなげてイメージする」と，**聞き手は【結論】－【理由】の柱－詳しい【理由】，の順番で話をしてくれるんだなという聞く準備ができる**んです。では，【結論】がもし「健康的な生活を送りましょう！」だったら，どんな柱で支えたらいいでしょうか？

すず・え〜っと，「食事」とか「運動」，あとは「睡眠」とかですよね！

佐藤・いいですね！　では「優れた医療者を目指そう！」だったら？

はるか・…，「心」「技」「体」，でしょうか。よく言いますよね。

佐藤・そうです！　このように，【結論】を支える【理由】は，いきなり細かい説明を考えるのではなく，バランスの良い柱を立てることが大切なんです。

「多職種連携が必要！」という【結論】を支える【理由】の柱を考えてみる

佐藤・では，頭で「わかった」ことはドンドン反復練習して，「できる」に変えていきましょう！　お2人が，院内の多職種連携推進チームに任命されたとします。そこでまずは，院内スタッフに向けて，多職種連携の必要性を理解してもらうための説明を考えることになりました。「これからは多職種連携が必要！」という【結論】の説得力を高めるために，どのような【理由】の柱を考えますか？　ポイントは「**【結論】をバランスよく支える【理由】の柱を考える**」こと。では，実際に話し合いをしている前提で進めてみてください。

はるか・まずは多職種連携のメリットを考えてみましょうか。

すず・いろいろな専門性が集まるので，より良い医療を提供できるのがメリットだと思います！

佐藤・（ボソッと）主語は…？

はるか・その主語は「患者さん」よね。これが1つ目の柱だとすると，ほかには？

すず・1つ目が「患者さん」だとしたら，2つ目は「スタッフ」でしょうか？連携がうまくできるようになると，業務がスムーズに進んで仕事が楽になりますもんね！　じゃあ，3つ目って何でしょう？

はるか・…「病院」かしら。多職種連携によってスタッフ同士の関係が良くなったり，やりがいを持てれば，病院で働き続けたいと思ってもらえるだろうから。

佐藤・いいですね！　「患者さん」「スタッフ」「病院」の3つの柱。まずはこの3つの柱をもとに，多職種連携が必要な【理由】を詳しく考えていく。では，

受け手絶対主義で【理由】の柱を考えないと？

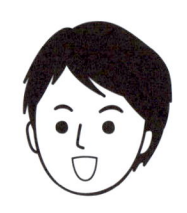 多職種連携が大事！なぜなら「社会」「政治」「経済」の3つの変化が理由です！

難しい話ですね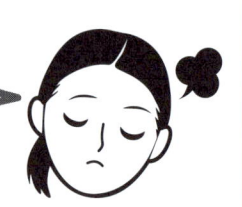

ふーん…。で？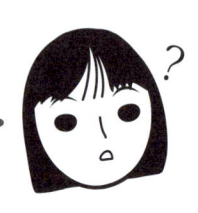

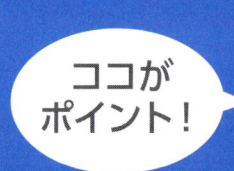 ココがポイント！

どんな【理由】の柱がいいのかは相手によって決まる

【理由】の柱の切り口ってこれだけでしょうか？　違う切り口も考えてみてください。ヒントは「これからは」っていう部分です。

すず・あ！　「これまでは」どうだったかっていうのも示せばいいですよね！

はるか・そうね。もしくは，「過去」「現在」「未来」という柱でもいいわよね。

佐藤・OKです！　ではほかの切り口は？　まだまだいっぱいありますよ！　そもそも今，多職種連携が叫ばれている背景は？

はるか・患者さんを地域のみんなで支えていこうという地域包括ケアが背景にありますよね。なので，社会情勢とかでしょうか？

佐藤・そう，「社会」がありますよね。このレベル感でいうとほかには？　それを推進している主体は？

すず・わかった！　国！

佐藤・ですね。ここでは「政治」としましょう。で，なぜ国はそうしたいかというと，その背景には医療「経済」の状況があります。つまり，「社会」「政治」「経済」という3つの柱でも考えられますね。

すず・なんだか大きな話になってきた…。

佐藤・お，そのご意見はまた後で取り上げますね！　さて，ここまでは多職種連携がなぜ必要かという切り口で柱を考えてきました。でも「これが必要だ！」とばかり言われると，正直，うさんくさく感じませんか？　怪しい商売と一緒で（笑）。

はるか・たしかに，「正しいかもしれないけど…」とか「そんなにうまくいくわけない！」と思ってしまいますね。

佐藤・ですよね。そこで，**1つ目は，「メリット」を柱にする。2つ目は，逆に難しいところなど「デメリット」を柱にする。それで3つ目は，メリットの方がデメリットよりも大きいという「メリット＞デメリット」を柱にして考えればいいんです。**こうすると，「多職種連携について現実的な視点で語ってるな」という説得力を持たせることができます。

すず・【理由】の柱ってこんなに種類…，あ，切り口があるんですね～！　どれを選べばいいんだろう？

佐藤・ここで大切になるのが，やはり受け手絶対主義。**相手が誰なのか？　何を求めていて，何は求めていないのか？　を思い浮かべながら切り口を選ぶこと**が大切です。実は，それがまさに，先ほどすずさんがおっしゃった「大きな話になってきた…」っていう感覚。実際に，院内スタッフ向けに「社会」「政治」「経済」で【理由】の柱をつくって，「だから多職種連携が大事なんです！」って【結論】を伝えたらどうなると思いますか？　リアルに（笑）。

すず・正直に言っちゃいますね！　「ふ～ん…。で？」って思っちゃう（笑）。

「伝える」と「伝わる」にはギャップがある

伝わる

受け手
絶対主義で
埋める

伝える

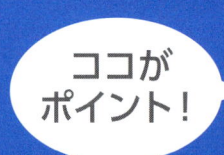

あくまでも
「伝わった」ことだけが
相手にとっての事実になる

佐藤・そう，それが自然な反応かもしれませんよね。だったら，一見合理的に見えるこれら3つの柱も，イケてないダメな切り口と言えます。

はるか・受け手絶対主義で相手を知る…。伝えることが相手に響くか響かないかはこれで決まるんですね。

佐藤・残念ながら，**「伝える」と「伝わる」には大きなギャップがあります。あくまでも，伝わったことだけが，相手にとっての事実となる**んです。これが現実なので，「理解しない相手が悪い！」と言ったところで何も変わりません。

すず・でも，正直納得いきません！　だって相手が悪いのに，なんでこっちが苦労していろいろ考えなきゃいけないの？って…。

佐藤・たしかに，そう思うのが自然です。けれど，これは患者さんのためだと思って割り切るしかありません。間違っても，**仕事上の関係程度で，相手の性格や価値観を変えられると思わないこと。そんな権利は他人にはない**のですから。

ちまたの伝達手法も論理の三角形で整理すると使いやすくなる

佐藤・さて，この論理の三角形を身につけておくと，ちまたのいろいろな伝達手法が驚くほど使いやすくなります。例えば，SBARを取り上げましょう。SBARは，「状況：Situation」「背景：Background」「評価：Assessment」「提案：Recommendation」の4つの視点でコミュニケーションする有意義な伝達手法です。ただ，実際に現場で使うのが難しいとよく聞きます。

すず・私たちの部署も導入しようと研修をしたんですけど，それっきりでなかなか使えてません…。

はるか・実際にドクターに対して使ったことがあるんですが，「結局何が言いたいんだ！　早く言え！」って怒鳴られてしまって…。それからは誰も使わなくなりました。

佐藤・先ほども言いましたが，現場医療者が本当に興味があるのは，役に立つかどうか。ですので，SBARも，現場で誰もが当たり前に使えるように，工夫しなければなりません。そこで役に立つのが論理の三角形です。どのようなコミュニケーションも，【結論】と【理由】で組み立てられますが，それは実は，SBARも同じなんです。では，SBARは，どれが【結論】で，どれが【理由】に当てはまると思いますか？

すず・はい！　「提案」はこうやってほしいということなので，【結論】ですね！

はるか・あとは，こういう「状況」で，こういう「背景」で，こう「評価」したという，【結論】に至った【理由】になりますね。

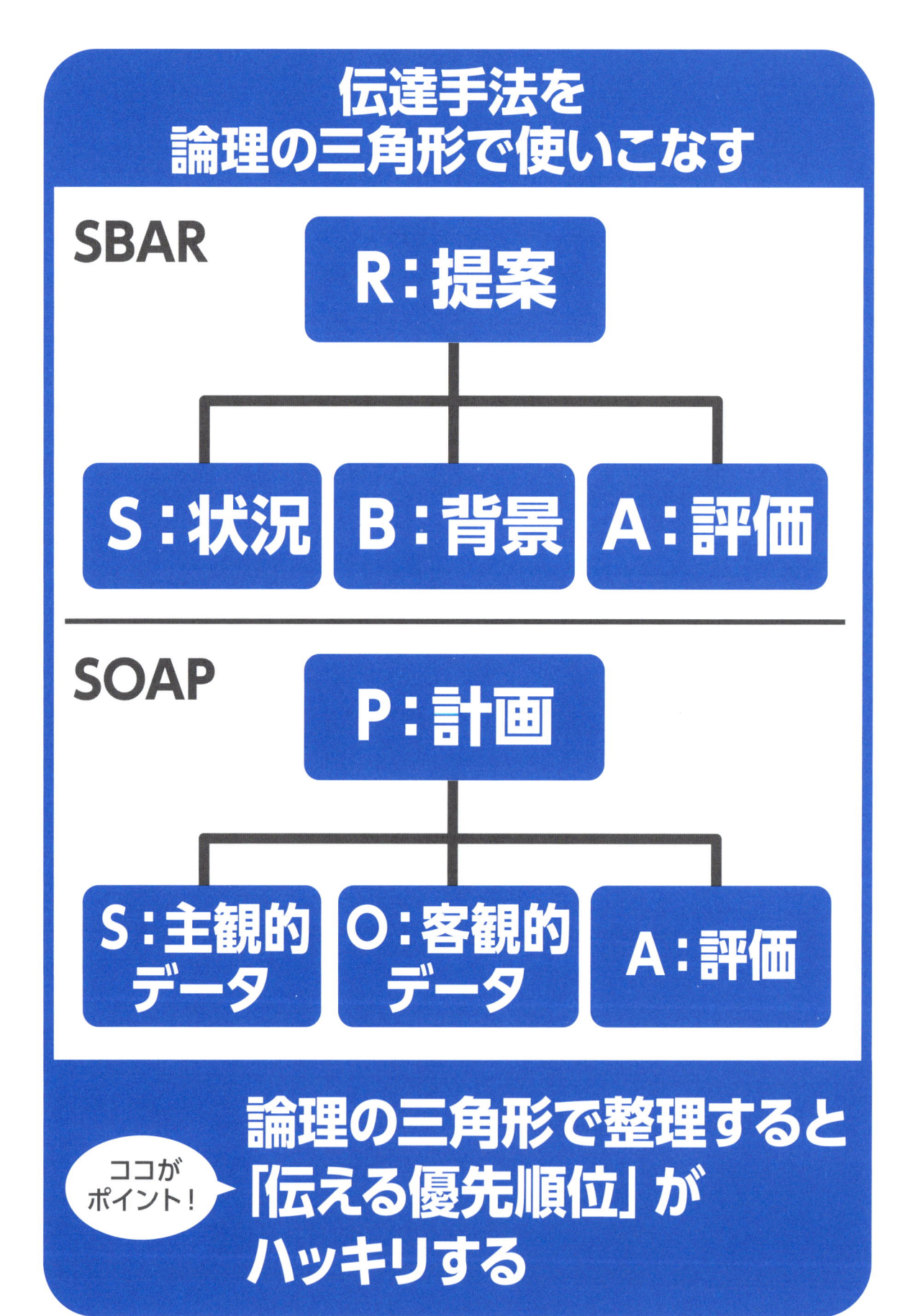

佐藤・そのとおり！　ですので，実は**SBARは，【結論】が「提案」，【理由】が「状況」「背景」「評価」になる**ということです。

はるか・そのように整理できるということはわかったんですが，そうすることでなぜ使いやすくなるのでしょうか？

佐藤・それは，**伝える優先順位がハッキリする**からです。患者さん（Aさん）が治療中に血圧が下がったとします。ドクターに指示をもらう時に，「今忙しい！何だ!?」と言われたら，「Aさんの血圧低下の指示をお願いします！」と【結論】の「提案」を伝える。次に，「治療3時間後に血圧が130mmHgから80mmHgに低下し，欠伸と下肢つりを起こしました」と【理由】の「状況」をつけ加える。もしここでさらに20秒時間があるなら，「DM（糖尿病）の患者さんで，普段から循環動態が不安定でしたが，最近は月に2～3回同様の血圧低下が起こっています」と【理由】の「背景」をつけ加える。さらに20秒あるなら，「血管内ボリュームの減少による循環動態の悪化だと考えられます」と【理由】の「評価」をつけ加える。

はるか・なるほど。そうやって，**状況に応じてどこまで伝えるのかを決めることができる**ということなのですね。

佐藤・そうです！　それは言い換えると，**あえてどこを伝えないかを決める**ことでもあります。このケースの場合，スタッフが【理由】の「評価」を伝えるのは必ずしも適切ではないかもしれませんね。それはドクターが考え，それにもとづいて評価（指示を決断）すべきことかもしれないからです。それなのに，「評価」にこだわって，それを伝えてしまうと，「評価はこっちがする！」と反発されてしまうかもしれません。

すず・うわー！　ウチのドクター，そうやって怒りそう～（泣）。

佐藤・このような論理の三角形を使ったコミュニケーションの優先順位づけの考え方は，SOAPでも同様です。これは記録を前提としたコミュニケーションの手法ですが，「主観的データ（Subjective data）」「客観的データ（Objective data）」「評価（Assessment）」「計画（Plan）」も，**SOAPをもとに今後の治療方針をほかのスタッフに伝える時などは，【結論】である「計画」を最初に伝え，次に【理由】である「主観的データ」「客観的データ」「評価」を伝える。**

はるか・やはり，これも聞く準備のためですね。「こうやっていきます！」という**【結論】が最初にわかれば，その後からの話はすべて，その【結論】にたどり着くための【理由】であると。**

佐藤・理解が深まってきましたね！　おっしゃるとおりです。

物事を**3つのポイント**で説明するクセをつける

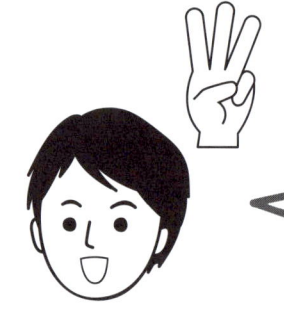

それについては**3つのポイント**があります！

なるほど！

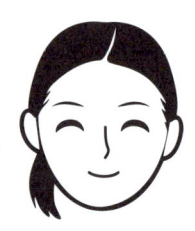

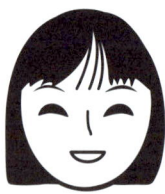

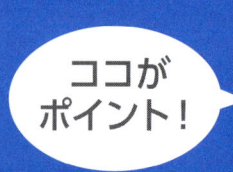

本当に伝えなければならないことだけ伝えられるようになる

あえて【結論】から言わない方がいい場合もある

すず • でも，【結論】から伝えると，なんだか不安になるんですよね〜。

佐藤 • それはですね，自信がないからなんです。【結論】というのは断言するということなのでなかなか勇気が持てないというのと，【理由】を伝えていないので，「なんでそんな【結論】になったんだ！」と反発されるのが怖いんですね。

はるか • それ，たしかにありますね。だから，あえて【結論】から言わない方がいいこともあるのではないでしょうか？

佐藤 • 柔軟な考え方で素晴らしい！　そのとおりです。大事なコトは，どういう状況の時に【結論】から伝え，どういう状況の時にはあえて【結論】を後回しにするのか，その前提を見極めることなんです。

すず • それってどうやって見極めたらいいんですか？

佐藤 • 3つの場合があります。1つ目は，**誤解を生みやすい【結論】**の場合。2つ目は，**衝撃の大きい【結論】**の場合。3つ目は，**【結論】そのものよりも【理由】にこそ伝えたいことがある**場合。伝えたい内容が**これらに当てはまる場合は，あえて【理由】から伝える**ようにしてみてください。

物事を3つのポイントで説明するクセをつける

はるか • あらためて，論理の三角形は，相手にわかりやすく伝えるだけでなく，自分自身の頭の中を整理するのにも役立ちますね。

佐藤 • 良いところに気づきましたね！　そのとおりです。論理の三角形はとてもシンプルですが，問題解決の地図と一緒で，いざ使ってみるとその難しさに気づくと思います。これもやはり日常からいかに反復練習していくかがカギになりますが，ここでオススメしているのが，「**物事を3つのポイントで説明するクセをつける**」ということです。

すず • あ，「それには3つのポイントがあります」ってヤツですよね！

佐藤 • そうそう！　3つのポイントで説明するっていう脳みその強制（矯正）ギプスをはめると，アレやコレやと説明できなくなります。そうすると，本当に伝えなければならないことだけを選ぶ必要がある。これは言い換えると，どうでもいいことを捨てるということでもあります。したがって，普段からこの「選んで捨てる」という訓練をしていくために，物事を3つのポイントで説明するようにクセづけることが大切です。

はるか • これって患者さんへの説明にも役立ちますね。

佐藤 • そのとおりです！　「この治療で3つの大切なことがあります」と説明すれば，患者さんは「3つだけ覚えればいいんだ」という聞く準備ができますね。

①身近な出来事を示す

②例え話を使う

③会話調で表現する

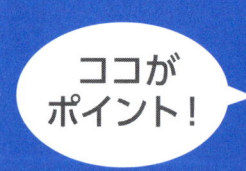
ココが
ポイント！

相手の「あるある感」を意識的に高める

わかりやすい【理由】を
つくるために大事なコト

伝える内容をわかりやすく表現する3つのポイント

はるか・【理由】の柱を考える重要性はわかりました。では，その柱をもとに具体的に理由を考えていく時，どのようなことがポイントになるのでしょうか？ いくら柱がしっかりしていても，その内容が「う～ん…，言っていることがよくわからないんだけど」となってしまっては，結局相手には伝わらないので。

佐藤・重要な問いですね。【理由】の柱は，コミュニケーションを組み立てる土台であり，それ自体が主役ではありません。主役はあくまでも伝える内容です。その内容をわかりやすく表現するには，3つのポイントがあります。それは，**「身近な出来事を示す」「例え話を使う」「会話調で表現する」**ことです。

すず・例え話ってよく聞くヤツですね！　ほかはどういうことだろう…？

佐藤・まず一番大事なのが，1つ目の「身近な出来事を示す」ということ。例えば，「テクノロジーがこれからの医療を変えていきます。なぜならば，それによって業務が効率化するからです」と伝えるのと，「テクノロジーがこれからの医療を変えていきます。なぜならば，それによって業務が効率化するからです。具体的には，患者さんにウェアラブルデバイス（身につけられるインターネット機器）をつけてもらうことで，リアルタイムにバイタルの状況を把握でき，毎回のバイタル測定が不要になるからです」と説明するのと，どちらが相手に響くでしょうか？

すず・もちろん後者です！　バイタル測定をしなくて済むなんて夢みたい！

佐藤・ですよね。なぜ後者の方が響くのか。それは，聞いた瞬間に，**その光景の動画イメージを思い浮かべることができる**からです。

はるか・「あるある話」が納得しやすいのも，それが身近なことだからですよね。

佐藤・そのとおりです。2つ目の「例え話を使う」というのも効果的。よく「教わる」と「学ぶ」の違いについて，「魚をもらうか，魚の釣り方を身につけるかの違いです」という例え話を使うことがあります。「魚をもらうだけだったら，くれる人がいなくなれば，それを食べることはできない。けれど，魚の釣り方を身につけてしまえば，自分でいくらでもそれを釣って食べることができる」。

はるか・その例え話，たしかにとてもわかりやすいですね。

佐藤・実は，あえて相手が普段から体験していることではない例え話の方が，わかりやすいこともあるんです。現実の場面ではいろいろな物事がからみ合っていて複雑すぎるので，そのような場合は，あえて単純に示す方がいい。

患者さんのために**役者**を演じ切る

「できる
できない」 ではなく 「やるか
やらないか」

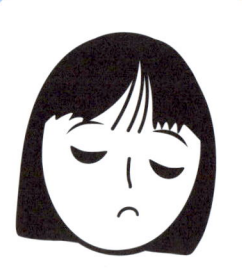
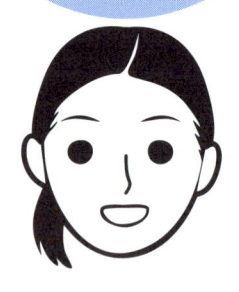

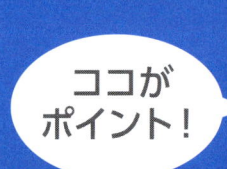
**ココが
ポイント！**

相手を動かし，
患者さんに貢献する
という目的を忘れない

すず・私，個人的に「会話調で表現する」っていうのが気になります！

佐藤・例えば，２回チャレンジルール（１回目の主張が無視された場合，繰り返して自分の懸念を主張する方法）を検討しており，ここでの【結論】は「２回チャレンジルールの活用には注意が必要だ！」とします。その【理由】として，「２度同じことを伝えると相手の神経を逆なでする可能性がある」というのと，「２度同じことを伝えると『何だ！　同じことを何度も言うな！』って言われるかもしれません」というのと，どちらが相手に響きますか？

すず・あとの方です！　ドキっとしましたよ〜！

佐藤・会話調で表現するとわかりやすいのは，このように，**日常のコミュニケーションの風景が浮かぶ臨場感**があるからですね。

受け手絶対主義を貫くために役者を演じきる

はるか・これまでの学びを整理してみると，あらためてコミュニケーションは受け手絶対主義だという意味がよくわかります。今までは，独りよがりで言いたいことを伝えるだけで，しかも，それを聞いてくれなければ「聞いてくれないあの人が悪い！」と相手を批判するだけだった自分に気づきました。

佐藤・それはとても大切な気づきですね。「聞いてくれないあの人が悪い！」と思った時は，「では，そういう自分はちゃんと聞いてくれるようにわかりやすく物事を伝えることができていたのか？」と振り返るようにしてみてください。

すず・さっきも言ったんですけど，どうしても，「なんであんな人のために私が苦労しなきゃならないの!?」って思っちゃいます。こんな私って，ダメなんでしょうか…。私もはるかさんと同じようなことをしてきたので，なんだか自分が嫌なヤツに思えてきちゃって…。

佐藤・そう思うのは自然なことだし，当たり前ですよ。ただ，ここで大切なのは，**「誰のため？」「何のため？」**に受け手絶対主義を貫き通さなければならないかを，自分の中で見失わないように押さえ続けておくことです。お２人が赤裸々に自分のことを語ってくれたので，私もリアルにお話ししますね。別に，**相手を良い気分にさせることとか，媚びへつらうことが受け手絶対主義の目的ではありません**。そんなことは，正直どうでもいいのです。本当の目的は，**それを通じて相手を動かし，その先にいる患者さんに貢献すること**，ただこの１点であり，これ以外にありません。あの苦しんでいる患者さんたちを救うための手段だと割り切れば，受け手絶対主義が嫌とか，自分の感情がどうとか，どうでもいい。そんなこと，全く関係ありませんよ。

はるか・先生はお強いですね。私はそこまで割り切れないと思います。

相手の仕事の価値観を押さえる

```
仕事の
価値観 ┬─ What    どんな
       │         仕事をしたいか
       ├─ Who     誰と
       │         仕事をしたいか
       ├─ When    いつ
       │         仕事をしたいか
       ├─ Where   どこで
       │         仕事をしたいか
       ├─ How     どのように
       │         仕事をしたいか
       ├─ Why     なんのために
       │         仕事をしたいか
       └─ How much いくらもらえる
                 仕事をしたいか
```

ココが ポイント！

相手の仕事への価値観によって
伝えるべきことと
伝えるべきでないことが決まる

佐藤・「できるできない」ではなくて「やるかやらないか」ですよ。どんなに私たち医療者が苦しいといっても，患者さんの苦しさに比べれば，全然大したことないからです。だから，割り切れない気持ちがあるのであれば，**自分を役者だと思って演じる**んです。患者さんを救うという物語の役者。裏では生身の人間だったとしても，表ではそうやって演じきることが大切なんです。お２人も，これからは女優を目指し，患者さんのために演じきってください。

すず・女優って（笑）。面白いこと言いますね！　でもそうかも…。

はるか・「やるかやらないか」…，それしか選択肢はないということですね。

相手の仕事の価値観を理解する

佐藤・役者を演じながら，受け手絶対主義でコミュニケーションする。ここで最も肝心なのはやはり，**「相手を知る」**ということです。性格はもちろんですが，その**相手がどんな価値観を持って仕事をしているのかを理解する**ということが，相手を知るうえでとても重要になります。ちなみに，お２人は仕事をする上で，何を大切にしていますか？　就職する時に何を重視するかとか，辞めたくなった時に何を思うかって考えるとわかりやすいと思います。

はるか・私は目的…でしょうか。何のための看護師として働いているのか，つらくなった時によく考えますので。

すず・私は，一緒に仕事をする人たちってとても大切だと思います！　やっぱり気の合う人と一緒に働きたいし，嫌味で性格のキツイ人は嫌だし…。

佐藤・つまり，はるかさんは「Why（なんのために仕事をしたいか）」，すずさんは「Who（誰と仕事をしたいか）」を大切にしているということですね。そして，このほかにも「What（どんな仕事をしたいか）」「When（いつ仕事をしたいか）」「Where（どこで仕事をしたいか）」「How（どのように仕事をしたいか）」「How much（いくらもらえる仕事をしたいか）」といった，仕事に対する価値観があります。このような**5W2Hを参考にしながら，相手の仕事に対する価値観を見つけていくことによって，何を伝えるべきで，逆に何を伝えるべきではないのかかがよくわかる**ようになります。

すず・なるほど～！　私，仕事のやり方は自分で決めたいんです。だから，やり方にこだわるスタッフとうまくいかないんですね～（汗）。

はるか・「給料が安い」ってよく文句を言うスタッフがいるんですが，実は，そのスタッフと私ってあんまり仲が良くないんです。その理由がわかりました。

佐藤・ここで大事なコトは，**価値観は「良い悪い」の話ではない**ということ。**相手の価値観は決して否定してはなりませんし，その権利も他人にはありません。**

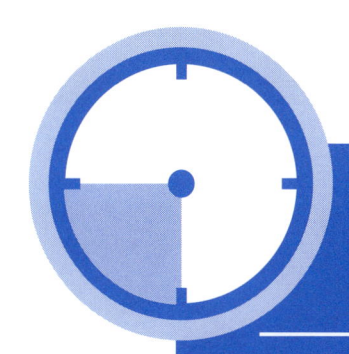

決めるチカラ

- 論点思考というたった一つの技術
- ロールプレイで論点思考の使い方を体感する
- 論点を制する者は問題解決を制する

ファシリテーションの目的

①知恵を引き出す  **②意欲を引き出す**

意思決定の質を高める！

スタッフの納得感を高める！

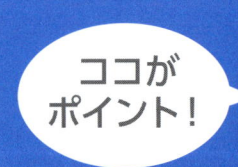 **ココがポイント！**

どちらが欠けても問題解決はできない

論点思考というたった一つの技術

意思決定の質が医療の質を決める

佐藤・ノンテク授業も3限目になりました。ここからは，「決めるチカラ」について学んでいきます。実際の多職種連携での問題解決は，ミーティングやカンファレンスなどの公式の会議の場で行われるのが一般的です。ただ現状，このような会議の場は，単なる報告会になってしまったり，声の大きいスタッフが無理やり物事を決めていってしまったり，逆に誰も発言せずに物事が決まらないといったことが起こっています。

すず・ウチは最後のヤツです！　誰もしゃべらないからちゃんと検討もされずに，流れで決まっちゃう感じ！

佐藤・まずは，このことがどれほど怖いことなのかということに気づいてほしいんです。そもそも，公式の場で決まったことによって，患者さんに提供する医療の質が決まるんですよ？　こんな感じで決めちゃっていいんですか？

はるか・私も前からそう感じていました。こんな議論のやり方で大丈夫なのかと。

佐藤・公式の場で決められたことは，病院の方針と同じ意味合いを持ちます。ですので，たとえそれがとんでもない決定だったとしても，それを実行までの間に覆すことは相当に困難です。つまり，決まってしまっては一巻の終わり。だからその前に，最善の決定ができるように働きかけていくしかありません。

はるか・そのためにリーダーシップを発揮するのが，問題解決型リーダーですね。

佐藤・まさにそうです！　**さまざまな背景や価値観を持った多職種のスタッフの知恵と意欲を引き出し，最善の問題解決に導いていく，高度なファシリテーション技術を持った問題解決型リーダーが必要不可欠**なんです！

すず・ファシリテーションって会議の進行のやり方ですよね！　「では，この議題について何かご意見を…」とか言うだけだと思ってました（笑）。

佐藤・とてもじゃないけど，それはファシリテーションとは呼べませんね。単なる会議の進行の方法に過ぎません。もう一度言いますが，**ファシリテーションとは，スタッフの知恵と意欲を引き出し問題解決に導く技術**です。

はるか・知恵と意欲を強調されていますが，これらに意味があるのですか？

佐藤・良いところに気づきましたね！　知恵を引き出すのは，当然ながら意思決定の質を高めていくためですよね。ですが，実はそれだけではダメなんです。その意思決定は，**スタッフが主体的にかかわり，自ら納得感を持ってつくり上げたものでなければなりません**。それが，意欲を引き出さなければならない理由です。

議論の「テーマ」のこと

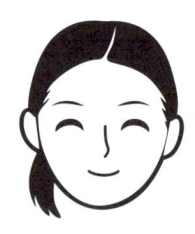

好きな食べ物について

意見は？ 必ずセット 論点は？

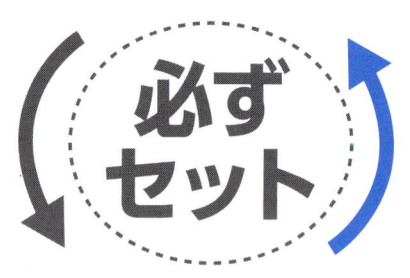

ハンバーグが好き！
でもカレーも捨てがたい！

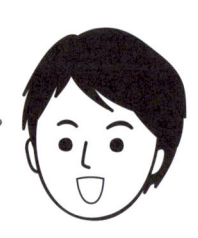

ココがポイント！

論点をつかみ取り
押さえながら
議論を制していく

はるか・スタッフの主体性や納得感を高める方がいいのはおっしゃるとおりですが，質の高い意思決定さえできればいいのではないでしょうか？

佐藤・議論で意思決定したことは，まだ餅を絵に描いただけですよね。それをもとに，実際に食べられる餅をつくっていくのは誰でしょうか？

はるか・テーマにもよりますが，議論に参加したスタッフが自部署のスタッフを巻き込みながらつくっていくのが一般的だと思います。

佐藤・その時に，「本当は，私はこんな餅をつくりたいわけじゃない！　最初から餅をつくることに反対だった！」と思っていたとしたらどうなりますか？

はるか・…おそらく，中途半端にやって，途中でやめてしまうと思います。

佐藤・私もそう思います。だからこそ，**意思決定の質だけでなく，議論そのものに対するスタッフの納得感が重要**になるのです。この背景にあるのが**「自己説得」**という考え方。お2人も，誰かに「やれ！」と言われたことよりも，自分で「やります！」と宣言したことの方が，きちんとやろうとしますよね？　それは，自分で自分を説得しているからなんです。つまり，ほかのスタッフに自分の意見を宣言してしまうと，「みんなの手前，『やっぱりやりたくない！』なんてとてもじゃないけど言えないから，それをやるしかない…」と自分を説得せざるを得なくなる。さらには，こうして自己説得を利用することによって，万が一後で本人が否定的な言動をしても，「あの時あなたがやるって言ったのよ！」と詰め寄ることもできる。つまり印籠がわりになるんです。

論点とは議論の「テーマ」のこと

すず・なんだかドロドロした話になってきたんですけど…（汗）。じゃあ，問題解決型リーダーがファシリテーションをやっていくためには，何を身につけたらいいんですか？

佐藤・本題に入りましょう。ノンテク授業1限目と2限目で学んだことを前提に，たった1つの技術を身につければいいだけです。それは「論点思考」です。

すず・論点を考えるってことですね！　…って，論点って何でしたっけ？

佐藤・ハンバーグが好きだけど，カレーも捨てがたいなぁ！

すず・ビックリした！　先生が壊れた（笑）。いきなり何ですか!?

佐藤・私は今，何について意見をしたでしょうか？

はるか・え？　それはもちろん，「好きな食べ物について」ですよね。

佐藤・そうですよね。今はるかさんはバッチリ論点思考を使いました。これがすべてです！

すず・？？　いや，もう少し詳しくお願いしますよ〜（汗）。

論点を見失うと**迷子**になってしまう

| 論点 A | → | 論点 B | → | 論点 C | → | 論点 D |

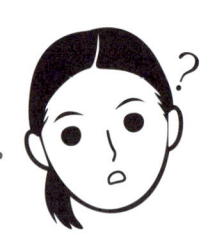
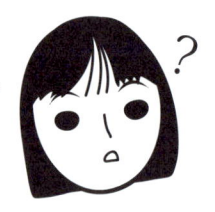

> 今, 何の話？？

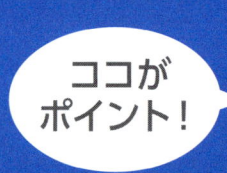

今, 何について議論をしているかをハッキリさせる

佐藤・**論点とは，議論の「テーマ」のこと**です。議論には，必ず**論点（テーマ）と意見がセット**になって含まれています。先ほどの例では，論点（テーマ）が「好きな食べ物について」であり，それに答える形で，「ハンバーグが好きだけど，カレーも捨てがたい！」っていう意見を言っていますよね？

はるか・つまり，**「今何について議論をしているのか？」をハッキリさせるというのが，論点思考**ということなのですね？

佐藤・まさにそのとおりです！　そして，**問題解決型リーダーは，議論の中に無数に生まれては消える論点をつかみ取り，押さえながら，議論を制していく。そのことだけを徹底的に行うのが，ファシリテーション**なんです。

すず・たったそれだけって，ホントですか〜？　ちょっと前にチラッとファシリテーションの本を見たんですけど，たくさんやり方がありましたよ？

佐藤・はい，また思い込みにとらわれている！　「わかる」を「できる」に変えるためには !?

すず・あ，反復練習です！

佐藤・そう！　身につける技術は１つだけ選んで，トコトン反復練習する！

はるか・ファシリテーションの技術もたくさんあるけれど，１つ選ぶとしたら，それが論点思考なんですね。

佐藤・そうです！　しかも，これが圧倒的ナンバーワンの重要な技術です。では，本題に戻りましょう。ここまで，「論点とは議論のテーマ」のことであり，「論点（テーマ）と意見は必ずセット」であることを学んできました。そして，これまでの話でおわかりのように，論点（テーマ）は，「○○について」という言葉で表現できるものです。ではなぜ，わざわざ論点（テーマ）をハッキリさせる必要があるんでしょうか。例えば，議論が盛り上がった時に，「あれ？　最初，何について話してたっけ？」っていう感じで，もともと話してたことを忘れてしまうことってありませんか？

すず・しょっちゅうですよ〜！　もう話の原型がなくなっちゃうくらい（笑）。

佐藤・ではもう１つ。お２人がある会議に途中で参加しました。そこで意見したければ，必ず確認しなければならないことがあります。それは？

はるか・わかりました。「今，何について話をしてるの？」ってスタッフに聞きます。それがわからなければ，いきなり意見することはできませんよね。

佐藤・そうです。では，これらの事例に共通するのは？

すず・どちらも論点（テーマ）を確認してます！　「何について？」って！

佐藤・そのとおりです。このことからもわかるように，**論点を見失うと，議論に参加しているスタッフが迷子になってしまうんです！**

論点のズレを見つける

患者さんの クレーム について	後藤さんの 作業の遅さ について	スタッフが 少ないこと について
意見は？　論点は？	意見は？　論点は？	意見は？　論点は？
治療を始めるのが遅いってクレームがくる！	後藤さんの作業がいつも遅い！	スタッフが少なすぎる！

森さん

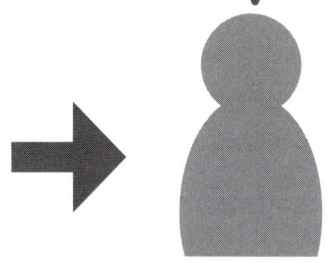
田原さん

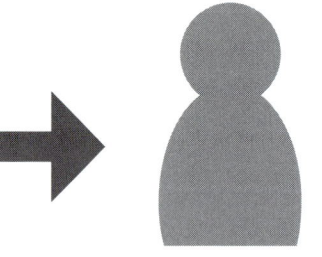
佐々木さん

ココがポイント！ ▶ **論点はできるだけ
シンプルに表現する**

ロールプレイで論点思考の使い方を体感する

論点思考はこうやって使い倒す

佐藤・ではここから，論点思考をどのように使っていくかを考えていきましょう。ある治療業務に関して，開始直後のイベント（患者急変）に対応するため，患者さんの担当スタッフとは別に，患者さん全体を観察するフリーのスタッフを設けるべきかどうかに関するミーティングで，お2人がファシリテーションを行っているとします。すると，森さんが意見しました。「フリースタッフなんて設けたら，実際に治療にかかわるスタッフが少なくなるじゃないですか!?　そのせいで患者さんから治療を始めるのが遅いってクレームがきたらどうするんですか!?」。それを聞いていた田原さんが意見しました。「だいたい，後藤さん（ほかのスタッフ）の作業がいつも遅いんだよ〜。あの忙しい時間に患者さんといつも悠長に話してるからね！」。すると，佐々木さんが意見しました。「そもそもスタッフが少なすぎるんですよ！　人を増やしてもらわないと業務が回らないわ！」。

すず・あるある，こういうミーティング！　グチばっかりで嫌になる…。

はるか・そう。こうやって，すぐ話がズレていってしまうのよね。

佐藤・であれば，誰かが話を戻してあげないといけないですね。それができるのは，論点思考を身につけているお2人だけです。そのためにまずは，3人それぞれの意見の論点（テーマ）をハッキリさせましょう。

はるか・最初の森さんの意見の論点（テーマ）は，「患者さんからのクレームについて」かしら？

すず・ですね！　それが困るって言ってるので！　で，次の田原さんの意見の論点（テーマ）って，「後藤さんの作業の遅さについて」グチってますよね！

はるか・最後の佐々木さんの意見の論点（テーマ）は，「スタッフが少ないことについて」文句を言っているわね。

すず・先生，とりあえずできましたけど，こんなんでいいんですか？　もっと詳しく表現した方がいいですかね〜？　ビッグワードなので…。

佐藤・いえいえ，この場合はこれくらいシンプルな方がいいんです。なぜなら，ここでのお2人の**目的は，論点を具体的に表現することではなく，あくまでも議論をあるべき方向へ戻すこと**だからです。であれば，むしろ**論点はシンプルに表現しなければならない**。長ったらしい論点だと，スタッフが「え？　つまりどういうことですか？」と論点自体を理解できなくなってしまいます。それぞ

論点思考の使い方

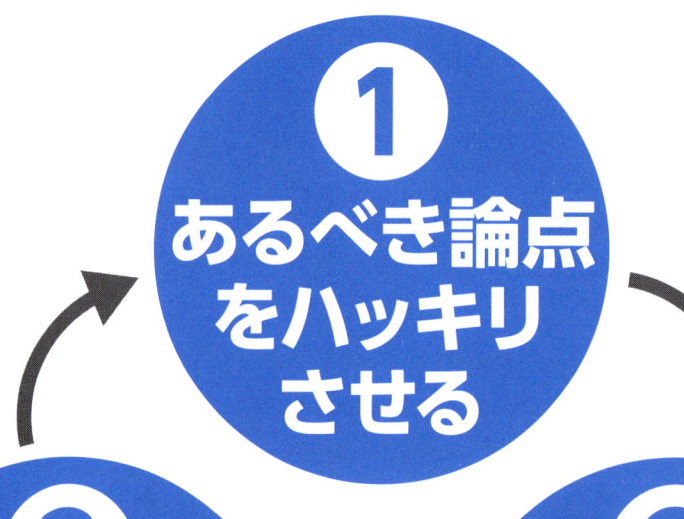

① あるべき論点をハッキリさせる

② 今の論点をハッキリさせる

③ あるべき論点に戻す

この**3つのステップ**を繰り返す！

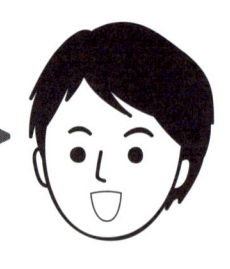

ココがポイント！

論点がズレた場合はすぐにあるべき論点に戻す

れの論点が明らかになりました。でも，これだけでは何の意味もありません。これをもとに，実際にスタッフに働きかけていかなければならない。では，私がスタッフ役をしますので，ロールプレイをしてみましょう。佐々木さんがしゃべったところからいきますね。

佐藤（佐々木役）・そんなことよりも，そもそもスタッフが少なすぎるんですよ！人を増やしてもらわないと業務が回らないわ！

はるか・みなさん，ここでいったん論点を整理したいと思います。もともとの論点は，「フリースタッフを設けることについて」のお話だったと思います。

すず・でも，みなさん論点がズレていっちゃってますね！

佐藤（森役）・そうですか？　私たちどんな話にズレちゃってたんですか？

すず・え〜っと，最初は「患者さんからのクレームについて」の話で…，次は「後藤さんの作業の遅さについて」の話で…。

はるか・そして今は，「スタッフが少ないことについて」の話にズレてしまっています。

佐藤（田原役）・そっかそっか，いつもすぐに話がズレちゃうんだよね〜。ごめんごめん。で，何の話をすればいいんだっけ？

はるか・なので，もともとの「フリースタッフを設けることについて」の話に戻って，議論を続けましょう。

論点思考を使うための3つのステップ

佐藤・はい，お疲れ様でした！　早速この議論を振り返ってみましょう。論点思考は，基本的に3つのステップを繰り返し行いながら，議論を導いていきます。では，まず何をしたか思い出してみてください。

はるか・まずは，最初に話していた論点を伝えました。

佐藤・そうですね。それが1つ目のステップ。本来の議論すべき論点，つまり，「あるべき論点」をハッキリさせました。次にやったことは？

すず・それぞれの論点を説明していきました！

佐藤・そう。2つ目のステップは，今議論している論点をハッキリさせました。それでは最後は？

はるか・最初に話していた論点に戻りましょうと伝えました。

佐藤・そのとおり，3つ目のステップは，あるべき論点に戻しました。これが，論点思考でファシリテーションをするための3つのステップになります。つまり，**【①あるべき論点をハッキリさせる】－【②今の論点をハッキリさせる】－【③あるべき論点に戻す】という順番で論点思考を使っていけばいい**んです！

論点を制することができないと？

あるべき論点

スタッフが
少ないこと
について

意見は？

論点は？

意見は？

論点は？

まあ
それはそうかも
しれませんけど

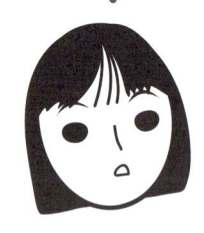

引っ張られる

みんなも
そう思ってる
でしょ!?

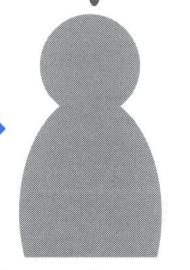

佐々木さん

ココが
ポイント！

相手の土俵（論点）
に乗っからない

はるか・事前に論点を明らかにしていたので何とか対応できましたが，議論を聞きながら，その場で見つけるとなると…。論点思考そのものはとてもシンプルなのですが，実際やってみると奥が深いですね。あらためて，「わかる」と「できる」のギャップを痛感します。

佐藤・それに気づくのがロールプレイの良いところですね。このように，**ノンテクの学びは必ずロールプレイに落とし込んでください**。なぜなら，ロールプレイでできないのに，実践でできるはずがないからです。

パワーを持ったスタッフがいる中で決めるためには？

佐藤・では，さっきのロールプレイに戻って続きをやってみましょう。状況は，はるかさんが最後におっしゃった場面からですが，今度は先ほどのようにすんなりとはいきませんので，気を引き締めて挑んでください（笑）。ではどうぞ！

はるか・なので，もともとの「フリースタッフを設けることについて」の話に戻って，議論を続けましょう。

佐藤（佐々木役）・いやいや，それよりスタッフが少ないことの方がマズイでしょう！　ぶっちゃけ，みんなもそう思ってるでしょ!?　ねえ，すずさん！

すず・え！　…えっと，…まあそれはそうかもしれませんけど…。

佐藤（佐々木役）・ほらやっぱり！　スタッフが勝手に辞めたせいで，なんで私たちに負担がかからないといけないんですか!?　おかしいでしょ！

はるか・そ，それもたしかにわかりますが，今はフリースタッフの話を…。

佐藤（佐々木役）・あ，はるかさんもついに認めちゃいましたね！　実は，森さんと田原さんも同じ意見なんですよ！　なので，スタッフ全員の意見としてみんなで院長を説得しに行きましょうよ！　はい，話はそれからそれから！

はるか，すず・…。

佐藤・はい，お疲れ様です！　今度はいかがでした？

はるか・正直，圧倒されてしまいました。さっき学んだ【③あるべき論点に戻す】ということはわかっているのに，どうしてもできなくて。相手のパワーに負けてしまいました。

すず・私も，佐々木さんの意見に揚げ足を取られた感覚でした（泣）。

佐藤・これがリアリズムです。理論は「わかっている」し，やろうと思えば「できる」。でも，それだけではスタッフは「動かない」。実は，「わかる」と「できる」と同じくらいに，**「できる」と「動かす」にもギャップがある**んです。

はるか・「わかる」と「できる」まででは，単なる自己満足…。

佐藤・厳しいようですが，自己満足です。何も成し遂げていませんから。

パワーを持った相手に対する あるべき論点への戻し方

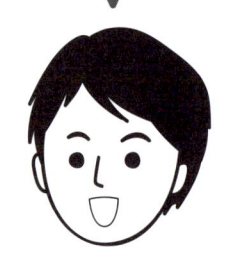

フリーの スタッフを 設けること について **V.S.** **スタッフが 少ないこと について**

あるべき論点　　　　　　　　　今の論点

クローズド クエスチョン（閉じた質問）

どちらを議論 すべきですか？

どちらかと言われれば それはもちろん フリーのスタッフ についてです…

引っ張り返す

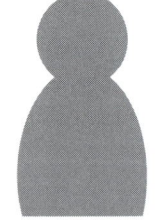

佐々木さん

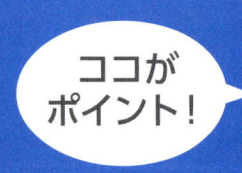

ココが ポイント！ **相手に答えさせて それを承認する**

すず・じゃあ，さっきの場面でどうやればよかったんですか？

佐藤・では，私とお2人の役を入れ替えて，ロールプレイしてみましょう。はるかさんは，佐々木さん役をやってください。すずさんは，客観的に様子を見ておいて，後でフィードバックしてください。今から私が演じるのは，論点思考の実践のポイントをわかりやすくするために，あえて全くスタッフへの思いやりとか気遣いとかを省いてやりますね。では，お願いします。

はるか（佐々木役）・いやいや，それよりスタッフが少ないことの方が【問題】でしょう！ ぶっちゃけ…。

佐藤（はるか，すず役）・（話に割り込み）佐々木さんもみなさんもちょっといいですか！？ 会議の時間はあと10分しかありませんね。みなさんとてもお忙しい中，「フリースタッフを設けることについて」の会議に集まっていらっしゃいます。佐々木さんにお伺いします。あと10分で結論を出さなければなりませんが，今議論すべきなのは，「フリースタッフを設けることについて」ですか？ それとも，もともとのテーマではない「スタッフが少ないことについて」ですか？ どちらか答えてください！

はるか（佐々木役）・い，いやでもまぁほら，田原さんだって「後藤さんの作業が遅い」とかって…。

佐藤（はるか，すず役）・その話はいいです。今お伺いしているのは，「フリースタッフを設けることについて」か「スタッフが少ないことについて」か，どちらをあと10分で議論すべきか，です。どっちですか！？

はるか（佐々木役）・いや，あのでも…。

佐藤（はるか，すず役）・あと9分です！ どっちですか！？

はるか（佐々木役）・それは，どっちかと言われれば，「フリースタッフ」の話です。そのテーマを議論する会議なんで。

佐藤（はるか，すず役）・ですよね！ 私もそう思います。みなさんも同意見だと思いますので，こちらのテーマについて引き続き議論していきましょう！

論点を絞ってとにかく決める！

佐藤・はい，お疲れ様でした。まずはすずさん，客観的に見ていていかがでした？

すず・正直に感じたことを言っていいですか？ なんだか，獲物を狩るような感じでした（汗）。絶対に逃さない！ みたいな…。怖かったです…。

佐藤・率直なご感想ありがとうございます。あ，もう一度言いますが，今のは全くスタッフへの配慮を無視してやりましたからね！ 実際にやる時は，何重にもオブラートに包んで優しくしてください（笑）。では，はるかさん。

決めるためには絞る

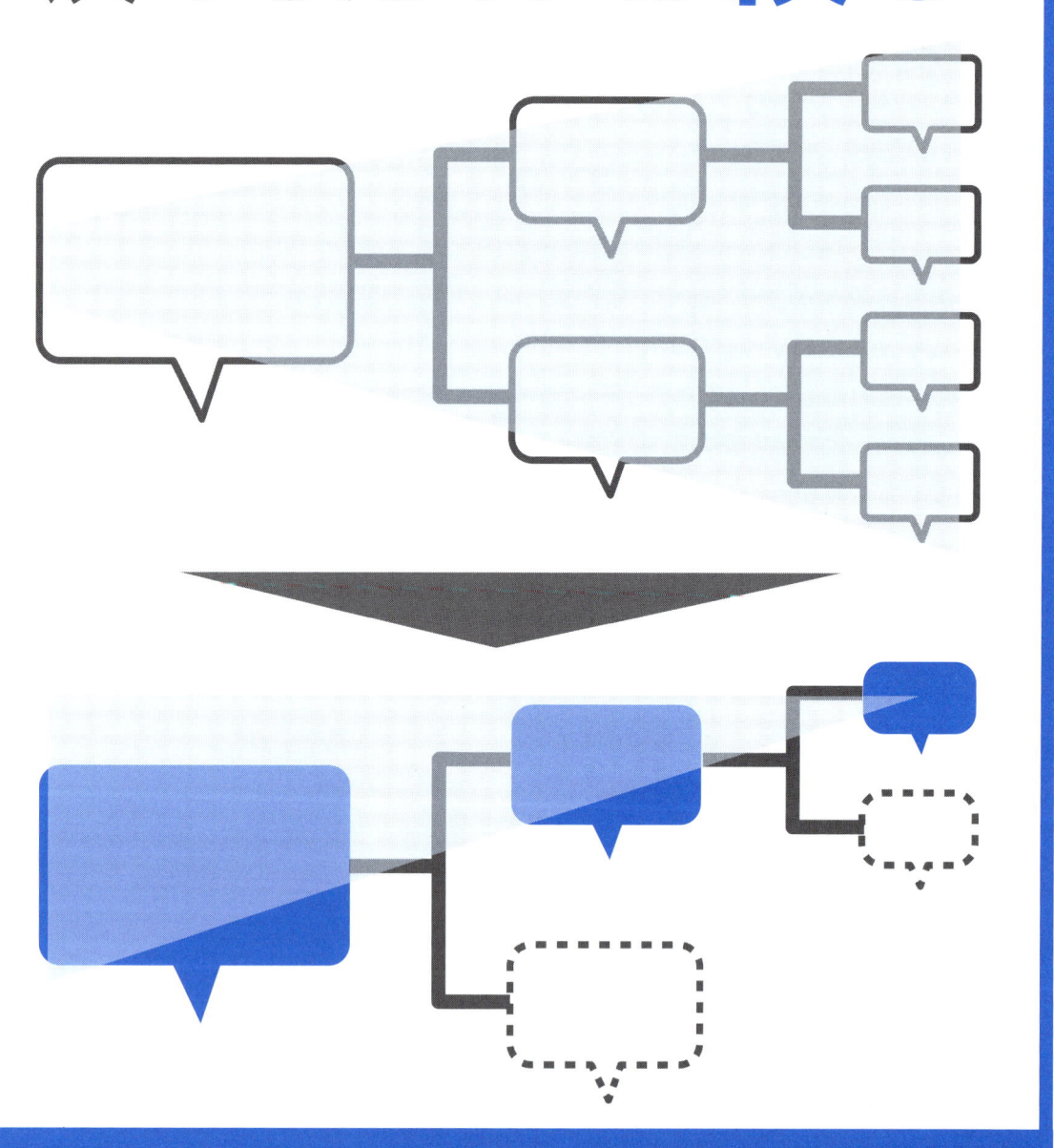

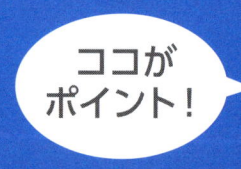

決めないことが
最も良くないこと

はるか・本当に焦りました…。すずちゃんの言ったとおりで，私（佐々木役）が不利な立場に追い込まれて逃げようとしても，逃れられないんです。それで，明らかに正解と不正解を2択で突きつけられているので，最後は折れるしかありませんでした。

佐藤・お2人とも，いろいろなことに気づいたと思います。では，このロールプレイを解説していきますね。最初の段階で，すでに**【①あるべき論点をハッキリさせる】－【②今の論点をハッキリさせる】をつかんでいることはもちろん重要ですが，これを自ら選択するのではなく，相手に選択と決断を委ねたんです。**

はるか・やっていて気づきました。先ほどおっしゃった**「自己説得」**ですね。最後は自分で選択し決めたことなので，もう二度と「スタッフが少ない」という話はできないなと感じていました。

佐藤・私もまさにそれを意図的に仕掛けました。その仕掛けの骨格となったのが，先ほどはるかさんがおっしゃった「2択」という選択肢。つまり，一般的に言われるグローズドクエスチョン（閉じた質問）ですね。

はるか・そこなんですが，以前ある研修で，クローズドクエスチョンだと，質問が限定しているので，みんなが自由に意見できないと教えてもらったことがあります。なので，自由な意見を出してもらうためには，オープンクエスチョン（開かれた質問：選択肢を限定せずに問うこと）を使うべきだと。

佐藤・あぁ，そんなことをしたら，さっきの佐々木さんのようになってしまいますよ？　だって佐々木さん，自由に自分の意見を言ってましたよね？

すず・たしかに！　それじゃあオープンクエスチョンは使わない方がいいんですか？

佐藤・それは目的によりますが，そもそも議論の一番の目的って何でしょう？

すず・さっき学んだように，お互いの知恵と意欲を引き出すことですよね？

佐藤・それはファシリテーションの目的ですね。**議論の一番の目的は，意思決定，つまり「決める」ことです。質が高いけれど決まらない議論より，質は高くないが決まる議論の方が，よっぽどいい。**その目的を満たすことが一番大事なコトであるのならば，**クローズドクエスチョンを使って論点を絞っていかなければならない。**オープンクエスチョンを使ってしまうと，論点はドンドン増えていって収拾がつかなくなってしまいます。

はるか・なるほど。普段の議論でも，これを怠って論点を増やしてしまっているから，決まらないのですね。

佐藤・そうです。なので，議論では圧倒的にクローズドクエスチョンが重要です。もちろん，そのためには前提として，あるべき論点と今の論点をハッキリさせておかなければならないことを念押ししておきます。

論点思考を使った問題解決

What 問題 — **Why 原因** — **How 対策**

あるべき論点　　　　　　今の論点

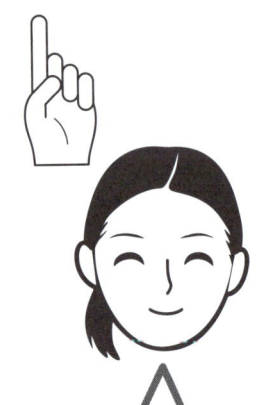

それは【対策】のところで
再度取り上げますので
【問題】に戻りましょう！

輸液ポンプA
を新しく
しましょう！

ココが
ポイント！

問題解決の上流に
しっかり留まりながら
論点がズレたら保留して戻す

論点を制する者は問題解決を制する

論点思考で問題解決の地図を使いこなす

佐藤・では，論点思考の総仕上げとして，問題解決の地図を使って議論をする上で，どのように論点思考を発揮していくのかをやってみましょう。お２人がファシリテーターになって，輸液ポンプの設定ミスが多発していることについての事故対策会議が開かれました。私が参加者の１人として実名で登場しますね。細かな状況・背景は，やりながら考えてください。先にヒントを伝えておきます。それぞれの意見は，**【問題】－【原因】－【対策】のどの論点についてなのかをハッキリさせることがポイント**になります。では，よろしくお願いします。

はるか（ファシリテーター）・それでは，最近頻発している輸液ポンプの設定ミスに関する会議を始めます。まずは【問題】について共有・合意していきたいので，詳しい状況説明をすずさんお願いします。

すず（ファシリテーター）・最もミスが多いのが新人スタッフで，16：00〜18：00の時間帯，それに輸液ポンプＡを使っている時に起こっています！

佐藤（スタッフ）・ちょっといいですか？　輸液ポンプＡを新しく変えましょうよ！　あんな古い機械は，もうどこの施設も使ってないですよ！　何より使いにくいんですよあれ！　みんなそう言ってますよ！　ねえ，みなさん！

はるか（ファシリテーター）・（輸液ポンプＡを新しく変えるというのは，こうしましょうという提案なので，【対策】についてだわ）ちょっと佐藤さん，よろしいでしょうか？　まず議論すべきなのは【問題】についてなのですが，佐藤さんのご意見は【対策】についてですので，【問題】についての議論に戻りましょう。

佐藤・OKです！　いい感じですね！　じゃあこう続いたら？

佐藤（スタッフ）・え，私の意見は無視ですか？　それならもういいです！

すず（ファシリテーター）・まあまあ佐藤さん（汗），え〜っと…，佐藤さんのご意見も参考になるので，また後で取り上げましょう！

佐藤（スタッフ）・あぁ，後できちんと検討してくれるんですね？　わかりました。

佐藤・はい！　お疲れ様でした！　バッチリ合格点です！　きちんと「あるべき論点」と「今の論点」をハッキリさせ，「あるべき論点」に戻しましたね。そしてすずさん，良い判断です！　無理やり「あるべき論点」に戻してしまうと，スタッフは自分の意見が否定されたと感じてしまいます。しかし，【問題】－【原因】－【対策】の論点を飛び越えただけであれば，それは後で取り上げればいいんです。つまり，**「意見を保留する」ということが，その後のスタッフの主体性に大きく影響する**んですね。

問題解決型リーダーはツアーガイド

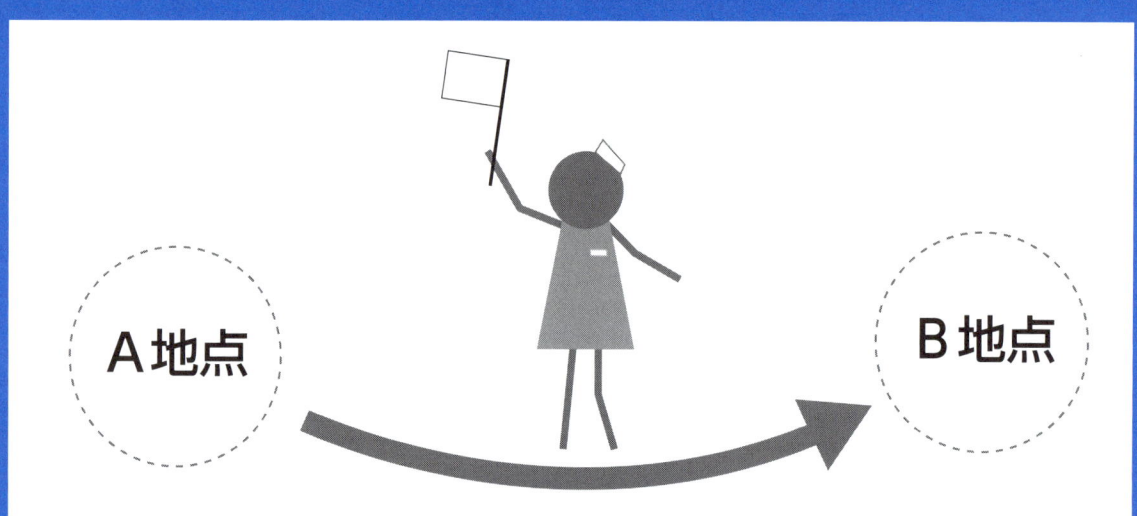

A地点　　　　　　B地点

| What 問題 | — | Why 原因 | — | How 対策 |

あるべき姿について

「ヒト」「コト」「モノ」について

何を, 誰が, いつまでにやるのかについて

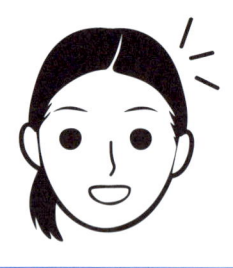
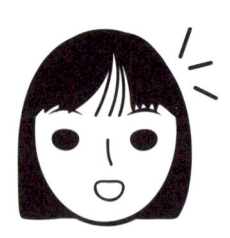

ココがポイント！

論点を制する者が問題解決を制する

すず・あ！　それって「スタッフの納得感を高める」ってやつですね!?

佐藤・そのとおり！　さらに言えば，正しく【問題】−【原因】について議論ができたのであれば，正しい【対策】についての内容はある程度ハッキリします。なので，その後にあらためて，正しい【対策】の内容と，保留していた意見とを突き合わせてみれば，その保留した意見が正しいのかどうかはすぐにわかります。その上で，正しければそれを議論し，もし正しくなければ，「ここであらためてこの意見を見てみると，今回は置いておいた方がよさそうですね」という感じで，意見を取り上げないということもできるのです。

はるか・自分も一緒に【問題】−【原因】を議論した結果，最初に挙げた意見が見当違いであれば，それを認めざるを得ないですからね。

佐藤・そう，これもある種の自己説得になるんです。このようにしながら，**問題解決の上流の論点にしっかりと留まり，それを飛び越える意見は保留し，すばやくあるべき論点に戻していくのが，質の高い問題解決につながる**んです。

はるか・これは，【問題】−【原因】−【対策】の大きな論点だけでなく，ノンテク授業1限目でやった，【問題】のあるべき姿を決める時や，【原因】をわけて考える時，一番重い【原因】を決める時，【対策】の生きたプランをつくる時など，小さな論点について議論する時にも，同じようにやっていくのでしょうか？

佐藤・良いポイントです！　はい，基本的に全く同じです。例えば，【原因】を「ヒト＋コト＋モノ」でわけて議論する時に，「まずは【原因】の『ヒト』について議論していきましょう！」とか，「今は【原因】の『コト』について議論しています。マニュアルについては『モノ』のソフトのところで扱いますので，まずは論点を戻していきましょう」といったように，**大きな論点を押さえながら，小さな論点も押さえていく**。このような2段構えで臨んでください。

問題解決型リーダーはツアーガイドとして旅路を照らす

すず・なんだかそれって，問題解決の地図を制覇する感じでカッコイイですね！

佐藤・お，良い例えですね〜！　だからこそ私は，**「論点を制する者が問題解決を制する」**という名言をいつも引用しています。って，私が考えた言葉なんですけど（笑）。

すず・自分で名言って言っちゃった〜（笑）。でも本当にそのとおりですね！

佐藤・**問題解決は，ツアーガイドがいなければ，無事に旅することができません。**つまり論点を見失うと，スタッフも，そして患者さんも不幸にしてしまいます。そこに一筋の光を照らし導くのは，問題解決型リーダーというツアーガイドにしかできない，大切な役目なのです。

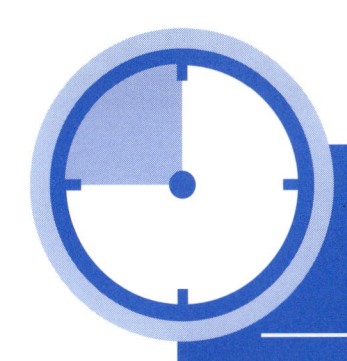

動かすチカラ

- 組織を動かす変革のサイクルと共通言語
- 実行計画とスモールウィン
- 組織の2：6：2の法則とリアリズム
- 組織変革の副作用に備える
- 合理と情理の世界と空気の支配
- 組織で問題解決の旅をしていく

個人は組織の空気に従う

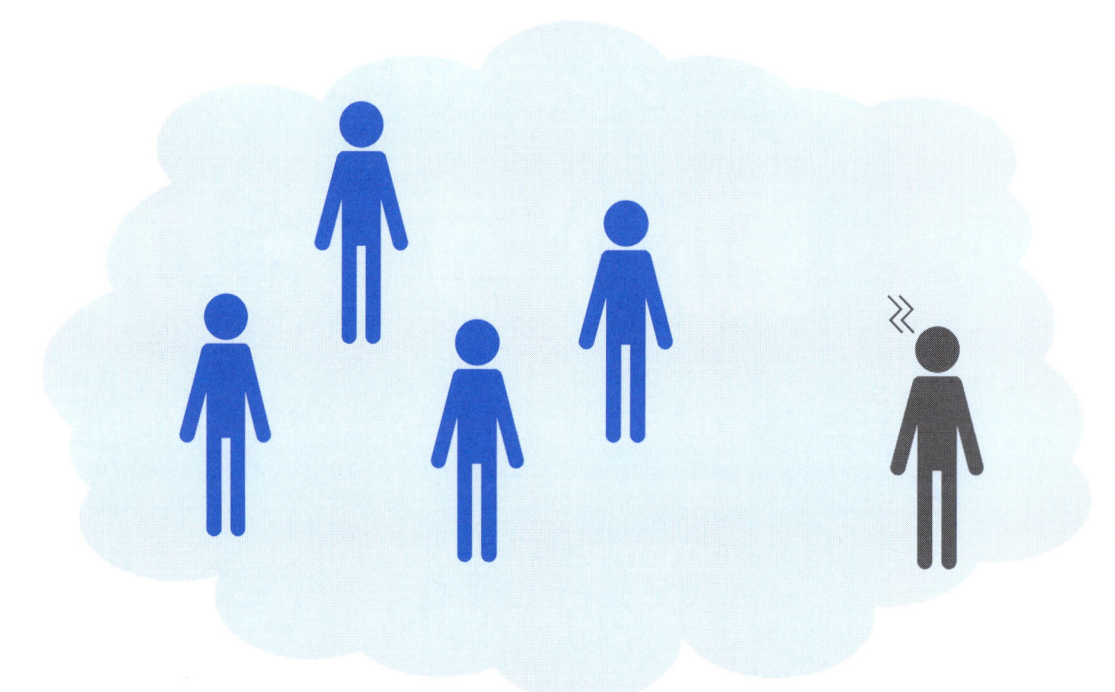

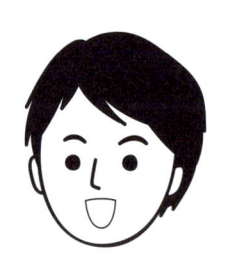
空気を乱す者は排除される！

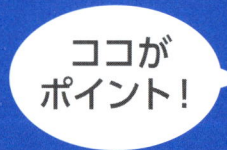
ココが
ポイント！

医療では職種のムラごとに「排除の論理」が働きやすい

組織を動かす変革のサイクルと共通言語

組織の空気を変えなければならない

佐藤・ノンテク授業4限目を始めたいと思います。最後の授業はいよいよ，医療現場のリアリズムに正面から向き合いながら，組織を動かすチカラ，つまり組織変革について学んでいきたいと思います。ここからの話は，私が実際に多くの医療機関の組織変革をお手伝いする時にも，先方のリーダーの方々に学んでいただいている内容ですので，しっかりと学び取ってください。

はるか・「動かすチカラ」というので，てっきり，やる気のないスタッフを動機づける方法とか，コーチングの仕方とか，OJTのやり方といった，マネジメントやリーダーシップについて学ぶのかと思っていました。

佐藤・それらももちろん大切なのですが，残念ながら，そのようなことを学んでスタッフ個人に働きかけても，それだけではスタッフは動くことができません。

すず・え!?　なぜですか？

佐藤・それは，**個人は組織の空気に従う**からです。イメージしてみてください。このノンテク授業を通じて問題解決のやり方を身につけたお2人は，早速，自部署で問題解決に取り組もうと，説明会を開きました。その結果，スタッフはどのような反応を示すと思いますか？　希望や願望ではなく，リアルに考えてみてください。

すず・…正直，「何それ？」ってなるか，「ふ～ん」で終わると思います…。

はるか・それどころか，忙しい業務の中で「問題解決していきましょう！」なんて言ったら「そんなことをする暇なんてないわ！　それより早く業務やってよ！」と反論されて終わりですね。

佐藤・ですよね。じゃあ，スタッフを巻き込むことをあきらめて，お2人だけで問題解決をやり出したらどうなりますか？

すず・そんなの，「なんであの人たちだけ勝手に違うことやってるんですか!?」って騒ぎになりますよ～！　想像しただけで怖い！

佐藤・それが，**組織の「排除の論理」**。自分たちにとって理解できないこと，知らないこと，めんどうくさいこと，そして自分たちと違うことなど，**空気を読まない者を排除しようとする論理が働く**のです。これは，共同体的ムラ社会である日本の組織の典型的な特徴でもあります。医療の場合は，それに加えて，**国家資格を背景にした職種ごとの同質的なムラができやすい**ので，さらに排除の論理が強烈に働きやすいんです。

組織の空気を変えなければならない

ネガティブ
な空気

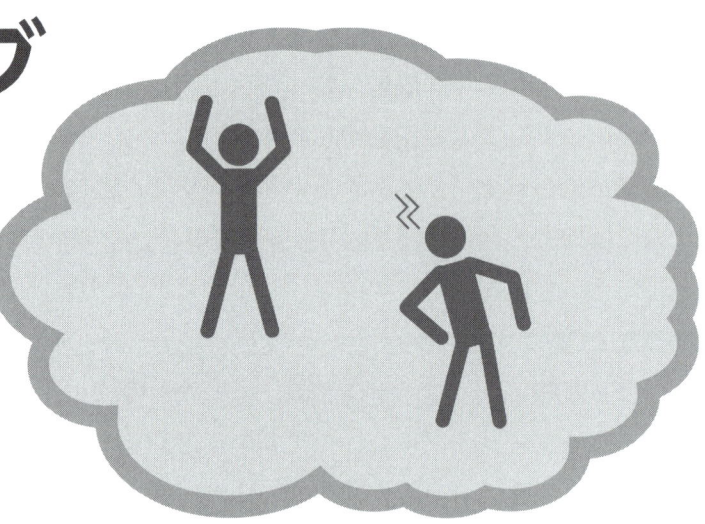

ポジティブ
な空気

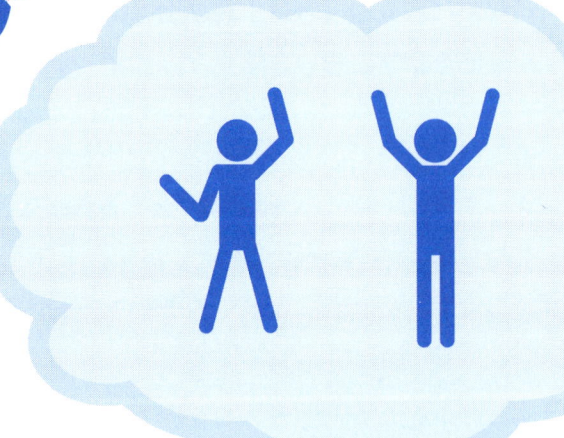

ココが
ポイント！

空気はあくまでも中立であり
ネガティブな空気も
ポジティブな空気もつくれる

すず・ わかる～！　だから多職種連携がいっこうに進まないんですよね！　みんな自分たちの職種ではどうとか，そういう話ばっかり！

佐藤・ 実は，職種を主語にして意見している時というのは，いわば**職種ムラの代表として，そのムラの利益を得る任務を負っています**。ですので，自分の職種ムラの不利益になるようなことは，いくら正しいことだったとしても，それを認めることはできないんです。

はるか・ たしかに，私も「看護師がきちんとやらないから！」とか文句を言われると，正直カチンときますね。自分のことじゃなくても。

佐藤・ でもそれって，ごく自然な反応ですよね。自分や自分の仲間を守りたいと思うのは，当たり前のこと。つまり，あくまでも，**ムラ人としてはとても合理的な判断**なんです。ただ，それが多職種連携になると，こっちのムラの掟とあっちのムラの掟の争いになってしまう。どちらもムラ人を守りたいんだから，そうカンタンに妥協できないのは当然ですよね。

すず・ ちょっと胃が痛くなってきたんですが（汗）。

佐藤・ 本当に問題解決型リーダーとして医療現場を良くしていきたいのであれば，これからの話は絶対に避けては通れませんよ！

はるか・ **組織の空気を変えていかないと，スタッフに個別に働きかけてもダメ**ということをお聞きして，ずっと悩み続けてきたことの答えが，ようやく出たような気がします。私の部署の気を許せるスタッフたちは，みんな真面目で，本当に患者さん思いの優しい人たちです。自分がより良い業務をこなせるようになることが，患者さんのためになると信じて，これまでつらくても頑張ってきました。でも，いっこうに現場は良くならない。とにかく忙しいだけで，患者さんと深く接する時間がない。人間関係は悪くなるし，同期もどんどん辞めていって，なんだか，自分だけ取り残されたみたいで，いたたまれなかったんです。でも，どうしたらいいかもわからなくて…。

すず・ はるかさん，実は私も同じようなことをずっと思ってました…。なのに，一方ではそれに慣れてしまっている自分が段々嫌になってきて…。

佐藤・ その限界にみんな突き当たって，そしてみんなが不幸になっている。そんなことはもう終わりにしましょう。そのためにも，**問題解決型リーダーには，組織のネガティブな空気をポジティブな空気に変えていくチカラが必要**なんです。当然ですが，現場で行動することができるのは，現場にいる人だけ。今，現場を離れている私にはできないんです。だから，ぜひそのような熱い想いを持ったお2人には，問題解決型リーダーとして，組織を変革していってほしい。そのために私も全力でサポートします。

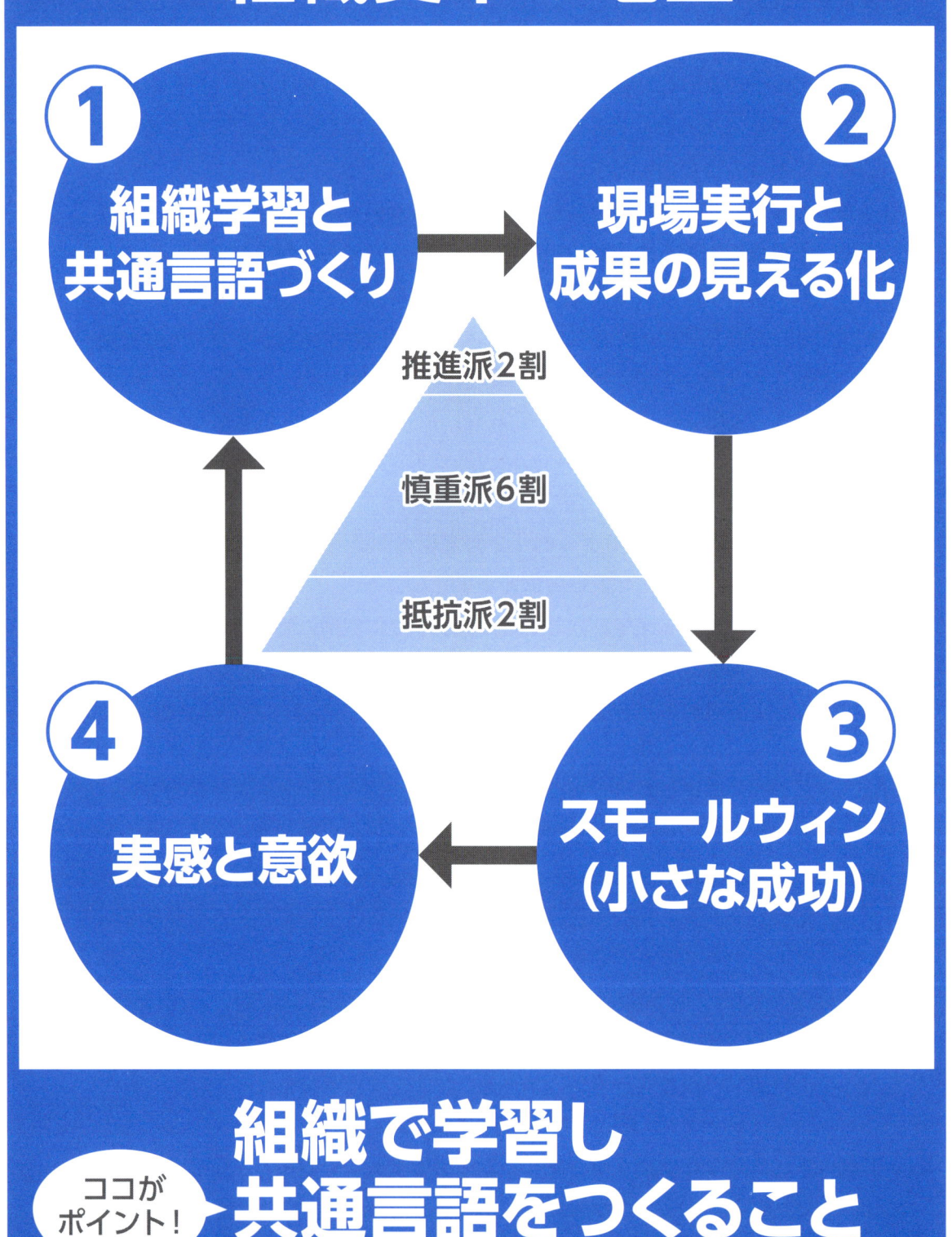

組織変革の地図

1 組織学習と共通言語づくり → **2** 現場実行と成果の見える化

推進派2割
慎重派6割
抵抗派2割

4 実感と意欲 ← **3** スモールウィン（小さな成功）

組織で学習し共通言語をつくることから組織変革は始まる

ココがポイント！

組織変革は組織学習による共通言語づくりから始まる

佐藤 組織変革を行うといっても，何百ページもの企画書は必要ありません。たった1枚の「**組織変革の地図**」ですべて説明できます。この地図の外側は，私が**変革のサイクル**と呼んでいるものです。お2人が問題解決型リーダーとして組織変革に取り組む時に，まずやるべきことは，ほかのスタッフと一緒に問題解決の地図を学ぶ場をつくり，**組織学習**することです。

はるか それは院内研修などを行うということですか？

佐藤 はい。それには，医療安全研修がベストです！

すず 医療安全研修？ なぜですか？

佐藤 それは，基本的に全員参加が義務化されているので，**職種を越えてスタッフ全体に「共通言語」をつくる**ことができるからです。

はるか あらためて，その共通言語とは何かについて教えてください。

佐藤 共通言語とは，職種に関係なく使える言葉という意味です。基本的に医療者は，職種ごとの個別言語を持っています。その職種だけに通じる言葉です。普段の現場では，医師は医師語，看護師は看護師語，薬剤師は薬剤師語を使って，コミュニケーションしている。それでは話が通じるわけがないですよね。そうではなくて，医療者語っていう共通言語をつくりましょうということです。

すず これまでの授業でいろいろ学びながら，ずっと思ってたんですけど，ノンテクってどんな職種にでも使えますよね！ これってまさに共通言語って意味ですよね!?

佐藤 良いポイントに気づきましたね！ そうなんです。**ノンテクを組織学習することによって，スタッフ全員が誰でも使える共通言語をつくることができる。**そのための場づくりとして，義務化された医療安全研修は最適なんです。

はるか 医療安全の取り組みはどんな職種でも必要になりますし，日々の業務でも常に考えなければならないことなので，意識を持ちやすいですね。

佐藤 そう！ 医療安全研修が最適なのは，義務化されているからだけではなく，スタッフ全員が「医療安全は大事」という姿勢で学習に臨めるからなんです。

すず わかった！ 自部署のスタッフや違う職種，部署同士で共通言語をつくれるから，「何それ？」ってわかってもらえなかったり，「違うことやってる！」って文句を言われたりしなくて済むってことなんですね！

佐藤 そのとおりです！ これが組織学習して共通言語をつくる価値であり，組織変革の一丁目一番地なんです。**組織変革の入り口は，医療安全研修**という扉が一番開けやすい。ですので，ぜひ，お2人も医療安全管理責任者の方と連携しながら進めていってください。

組織学習の2つのポイント

①
いきなり答え を教えない

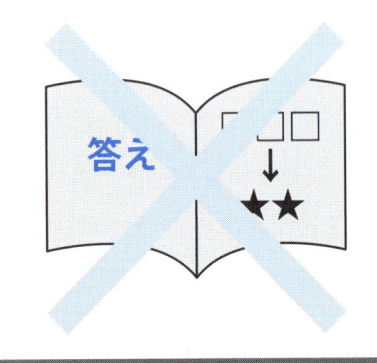

答え ↓ ★★

↓

気づきの学習 をつくる

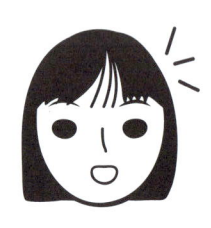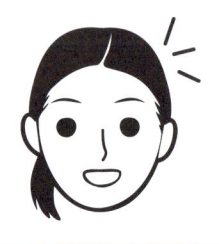

②
自分たちの 問題解決を やってもらう

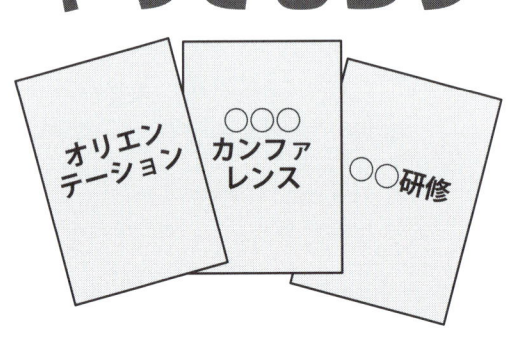

オリエンテーション　○○○カンファレンス　○○研修

↓

自己効力感 を高める

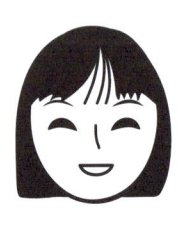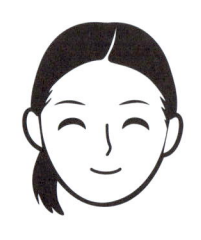

ココが ポイント！

全員で共通言語をつくりやすい 医療安全研修を入り口にする

すず・その医療安全研修で，問題解決の地図を学んでもらうんですね！？

佐藤・はい！　それがたった１つ，施設全体で共通言語にすべきノンテクです。それ以外は必要ありません。問題解決型リーダーが旗を振りながら，院内を挙げて問題解決の旅をするためには，全員に地図を持ってもらわなければなりません。ですので，【１限目「考えるチカラ」問題解決の地図を手に入れる】で学んだことを，そのまま使ってみてください！

はるか・先生がやったことと同じことをやればいいんですね。では，その上で，やり方などのポイントを教えていただけますか？

佐藤・２つあります。１つ目は，「問題解決は【問題】－【原因】－【対策】の順番で考える」という「一番美味しい学び」を，**答えとしていきなり教えない**こと。「ふ～ん」って感じで後知恵バイアスにかかるだけ。それでは，全然学びになりません。みんなで一緒に議論しながら考えた結果，それでも気づかなかったことを学んだ瞬間に腹落ちする。この**気づきの学習**を演出するために，お２人がやったように，「イケてない話し合い」「イケてる話し合い」の２つのケースを使って，まずはグループで議論をしてもらい，その後に問題解決の地図を学んでもらってください。

すず・なんだか，マジックの種明かしみたいですね！

佐藤・良い例えですね！　まさにそうです。まずは「え？　何だろう？」とマジックに引っかかってもらい，種明かしをした瞬間に「へ～！　そうだったんだ！　なるほど！」と気づいてもらう。これが学びを腹落ちさせる秘訣です。

はるか・では，２つ目のポイントとは？

佐藤・これもお２人がやったように，実際に自分たちの問題解決をやってもらうことです。つまり，「習うより慣れろ！」。研修のようなOff-JTの場で問題解決の地図が使えなければ，現場で業務をしながら使うことなんてとてもできません。ですので，現場で使うための疑似体験として，実際に問題解決の地図を使う訓練をする。そうして，組織全体で「やり方もわかったし，できるかも！」という**自己効力感を高める。これが，重要な学習目的**です。

はるか・ここで考えてもらう【問題】についてですが，どんなことを取り上げてもらったらいいのでしょうか？

佐藤・実際に現場で実行し，解決できる【問題】を取り上げてもらうことが大切です。例えば，「給料が安い」という【問題】を取り上げたとしても，現場では解決できませんよね？　それでは問題解決の疑似体験はできません。ですので，このような大きな【問題】ではなく，まずは自分たちで解決できるくらいの小さな【問題】を考えてもらうようにしてみてください。

実行計画がなぜ必要？

慣れてないから不安

ミスが起こるのが怖い

業務が増えるからめんどう

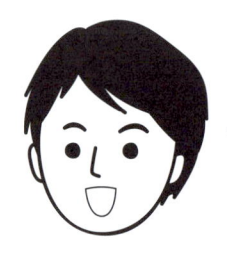 現場で学びを活かすためには，やりたがらない空気の支配を変えなければなりません！

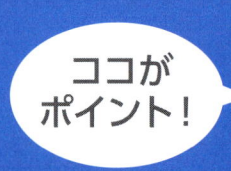 ココがポイント！ 性弱説にもとづき実行せざるを得ない状況を計画していく

実行計画とスモールウィン

実行につながらない組織学習に意味はない

佐藤・さて、お2人の病院の院内研修では、研修が終わったあと、どのようなことをしますか？

すず・いえ、特に何もしないです…。

はるか・やったとしても、レポートを書いて終わりですね。

佐藤・組織変革を行うことが目的であれば、それではダメなんです。だって、研修は単なる準備で、それが終わって現場で実行してからが本番なのですから。ではお2人は、研修後に現場で学びを活かせた経験ってありますか？

はるか・正直ないです。やろうとも思いませんでした。いつも、現場に帰ると、何事もなかったように業務をするだけです。

すず・ほかのみんなも「やっていこう！」って感じじゃ全然ないし…。

佐藤・そうですよね。残念ながら、誰も学んだことをやろうとは思わないんです。

はるか・あらためて考えると、なぜやろうとしないのでしょうか？

佐藤・1つは、やはりここでも空気の支配です。「業務が手一杯でそんなことやってられない！」という空気の中では、とてもじゃないけど「やりましょう！」というような提案はできません。もう1つは、新しいことをやるのは負担がかかるからです。慣れていないことをやると不安だし、ミスが起こるかもしれない。加えて、大抵やると業務が増えるのでめんどうくさい。このような負担がかかることが目に見えているから、誰もやりたがらないんです。

はるか・先生が前におっしゃった性弱説ですね。人は弱いから逃げてしまう。

佐藤・そう。**組織変革は性弱説にもとづくから、組織学習して共通言語をつくったあとは、それを現場で使わざるを得ないように、実行計画を立てて意図的に実行させていかなければならない**のです。

実行計画の肝は「見える化アイテム」と「強制力」

すず・じゃあ、どんな実行計画を立てていけばいいんですか!?

佐藤・2つのポイントがあります。1つ目は、**「見える化アイテム」を用意する**こと。人は目に見えないものを意識し続けることはできません。だから、学んだことを目に見える形にしたアイテムが必要。まさに、お2人がノンテク授業1限目で使った問題解決の地図が、その見える化アイテムなのです。

はるか・私たちも、問題解決の地図を使って【問題】−【原因】−【対策】の3つの論点を目で確認しながら話し合いましたけど、たしかにやりやすかったです。

実行計画の2つの肝

① 見える化アイテムを使う

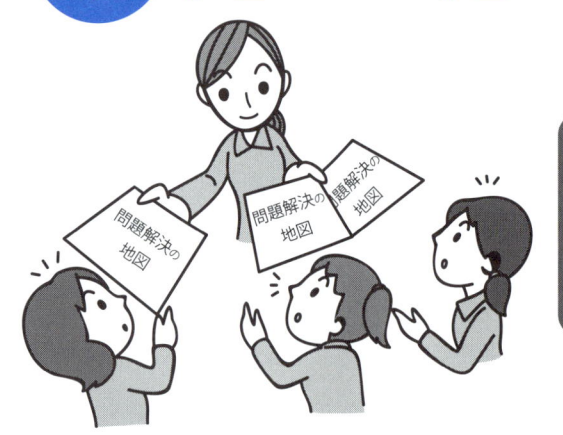

すぐに行動にうつして
リーダーの「本気度」を
スタッフに伝える

② 強制力を働かせる

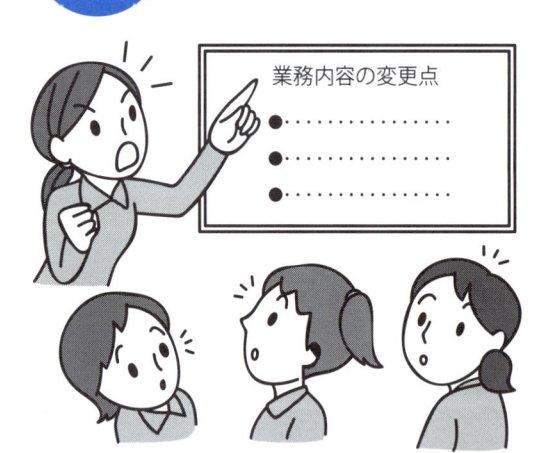

業務内容の変更点
- ………………
- ………………
- ………………

業務に組み込んで
使わなければいけない
仕組みにしてしまう

ココが
ポイント！

使い続けることが
当たり前になるように
組織の「習慣」にしていく

佐藤 • なので，院内研修で問題解決の地図をスタッフ全員の共通言語にしたら，**その日のうちに問題解決の地図を各部署に配ってください。**

すず • その日のうちに，ですか !?

佐藤 • はい，「鉄は熱いうちに打て！」って言いますよね。例えば，もし問題解決型リーダーが，研修後すぐに各部署に問題解決の地図を配りに来たら？

すず • みんな，「これホントに使っていくんだ！」って思いますよね！

佐藤 • そう，つまり現場で使っていくという**「本気度」**が伝わるんです！ これ，とっても大事なコトなんです。だって，「問題解決をみんなでやっていきましょう！」って**旗を振るリーダーの本気が伝わらないと，ほかのスタッフがやろうと思うはずがない**ですから。

すず • なるほど～！ じゃあ，もう1つは？

佐藤 • それは**「強制力」**を働かせて，無理やりにでも実行させることです。

はるか • 強制させるとやらされ感があって，良くないのではないでしょうか？

佐藤 • 何を優先するか，ですね。少なくとも，変革のサイクルを回し始める時は，多少やらされ感が出たとしても，とにかく成果を出すことを何より優先すべきなんです。

すず • その強制力って，具体的にはどんなことをすればいいんですか？

佐藤 • 一番シンプルで効果的な方法が，「業務に組み込む」こと。つまり，**業務をやる上で，必ずそれを使わなければならない仕組みにしてしまう**んです。

はるか • 例えば，「部署の会議は必ず問題解決の地図を使う」といったことですか？

佐藤 • まさにそうです！ このように業務に組み込むために，問題解決の地図という見える化アイテムが役立つんです。

すず • たしかに，毎回必ず使っていけば，嫌でも覚えますよね～！

佐藤 • 実はこの裏には，組織変革においてとても大切な**「習慣化」**という考え方があります。つまり，使い続けることが「当たり前」になるということです。「え？ ウチの病院って，どこの部署も問題解決の地図を使って議論するのが当たり前なんだけど，ほかの病院は違うの？ 逆に問題解決ってどうやってるの？」というような言葉が自然と出てくるくらいに習慣化させる。そのためには，**どれだけ業務の中でそれを使う頻度を増やしていくかが重要**になるんです。

はるか • では，特定の会議だけではなく，いろいろな会議に使うべきですね。

佐藤 • はい。もっと言えば，会議だけでなく，日々の業務のなかでも，ドンドン問題解決の地図を使っていくべきです。とにかく問題解決の地図に触れる回数を，できるだけ増やすことが肝心。これを徹底的に習慣化させてしまい，**使わないと逆に不便になる状況をつくり上げていきます。**

スモールウィン（小さな成功）をつくる

ホントに患者さんのためになる！

ホントに役に立つ！

ホントに私たちスタッフに良いことがある！

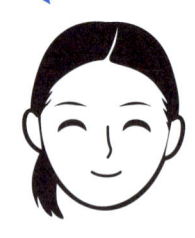
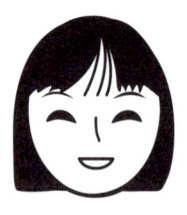

ココがポイント！

スタッフが気づきにくいスモールウィンを意図的に気づかせる

組織変革で最も重要なスモールウィンとは？

佐藤 • 組織学習で共通言語をつくり，見える化アイテムを強制的に業務で使わせる。なぜ，一見強引にも見えるこれらのやり方を使ってでも成果を出す必要があるのか。それは，スモールウィンをつくるためです。

すず • スモールウィン？ 小さな勝利？

佐藤 • 私は「小さな成功」と訳しています。「ホントに役に立つんだ！」「ホントに患者さんのためになるんだ！」「自分たちに良いことがあるんだ！」という実感です。これをつくることが，組織変革で一番重要なんです。なぜならば，このスモールウィンがあって初めて，組織で問題解決に取り組む意味が納得・共感できるからです！

はるか • では，組織学習を通じて共通言語をつくる時点でも，現場で実行し成果を出す時点でも，スタッフは納得・共感していないということですか？

佐藤 • はい。だって，組織学習を通じて共通言語をつくっている時点では，学びが具体的に現場でどのように役立つか，わかりようがないですよね。

すず • それはそうですけど，だったら現場で実行し成果を出す時点ならわかるんじゃないですか？ 自分たちでやって成果を出してるんだから…。

佐藤 • お2人とも，普段の業務の中で，「業務が効率化した！」とか「部署に貢献した！」とか「自分の能力が向上した！」っていう実感を得る機会って，どのくらいありますか？

すず • ほとんどないです！ 忙しくて実感どころじゃなくて…。それに，自分で「能力が向上した！」なんて思えません。いつも怒られてばかりなのに（泣）。

はるか • もちろん，患者さんから「ありがとう」って感謝される時には実感しますが，普段はそんな余裕はないですね。私も日々，いっぱいいっぱいの中で業務していて，自分のやっていることが正しいのかどうか，いつも不安です。

佐藤 • 一般の医療者の方々も同じではないでしょうか？ つまり，現場で実際にそれをやっているスタッフ本人には，それがスモールウィンかどうかを判断することはなかなかできないんです。だからこそ，旗振り役である問題解決型リーダーが，それをスモールウィンとして気づかせなければならないんです。

成果をスモールウィンに変えるために必要な「意味づけるチカラ」

はるか • もう一度整理させてもらってもよろしいでしょうか。この話を聞くまでは，てっきり，実行した成果がスモールウィンだとばかり思っていましたが，そうではないのですね？

スモールウィンのつくり方

意味づける

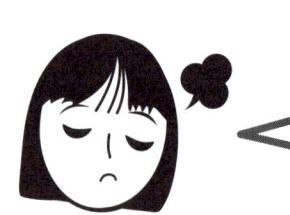

転落防止の
自作ベッド柵を
考えたのですが…

コストもかからないし
ほかの病棟にも
導入できますね！

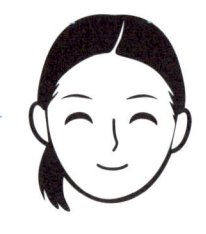

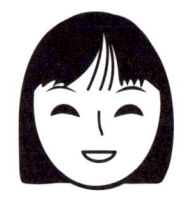

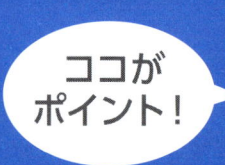
ココが
ポイント！

成果を意味づけ,
「スモールウィン」にすることで
実感と意欲が高まる

佐藤・はい。あくまでも両者は明確にわけて理解してください。成果はいわば食材。それを調理しなければおいしい料理（スモールウィン）にはなりません。

すず・今のわかりやすい！　食材と料理の違いか～…。あ！　ということは，その調理をするコックさんが問題解決型リーダーということ !?

佐藤・ご名答！　そして，問題解決型リーダーが成果をスモールウィンに変えるために必要なのはたった1つ，それは**「意味づけるチカラ」**です。

はるか・もしかしてグラスにワインが半分入っていて…という話ですか？

佐藤・よくご存じですね！　では，すずさんに説明してあげてください。

はるか・すずちゃんの目の前にグラスがあって，その中にはワインが半分入っているとするわね。すずちゃんが，もしワインが好きで飲んでいるなら，それを見て「もう半分しかない」と思うけれど，もしワインが嫌いで飲まされているなら，それを見て「まだ半分もある」って思うわよね。

すず・私，ワイン好きなんで，「もう半分しかない」って思っちゃいます（笑）。

はるか・それはいいとして，大事なことは，事実は1つということなの。その**事実をどのように意味づけるかによって**，「もう半分」か「まだ半分」か，**とらえ方が変わってくる**ということが大切なのよ。

すず・へ～，面白いですね！　でも，たしかに普段の生活でも同じように，いろいろなことを意味づけてるのかも !?

佐藤・つまり，**どんな成果であっても意図的に意味づけをすることによって，無理やりにでもスモールウィンにする**。このことがとても大切なんです！

成果を意味づけてスモールウィンにする方法

はるか・具体的に，どのように意味づけすればいいのでしょうか？

佐藤・では，実際にやってみましょう！　ある部署が問題解決の地図を使って，「患者さんがベッドから転落した」という【問題】について議論したとします。「ベッド柵に隙間がある」という【原因】を突き止めて，「自作のベッド柵の隙間を埋める板をつくる」という【対策】が決まり，問題解決プランができあがったところです。それを担当スタッフが不安そうに，お2人のところに持ってきました。「問題解決の地図をうまく使えたか自信がないんですけど，どうですか？」。さて，お2人はその成果をどのように意味づけ，スモールウィンにしますか？　私をその担当スタッフだと思って伝えてみてください。

すず・えっと，佐藤さん！　コレ，いい感じですね！

佐藤（担当スタッフ役）・本当ですか？　どこがいい感じですか？

すず・!?　えっと～…，【対策】がきちんと挙がっているから，かな？

組織変革は何年かかる？

3年〜5年
長ければ10年

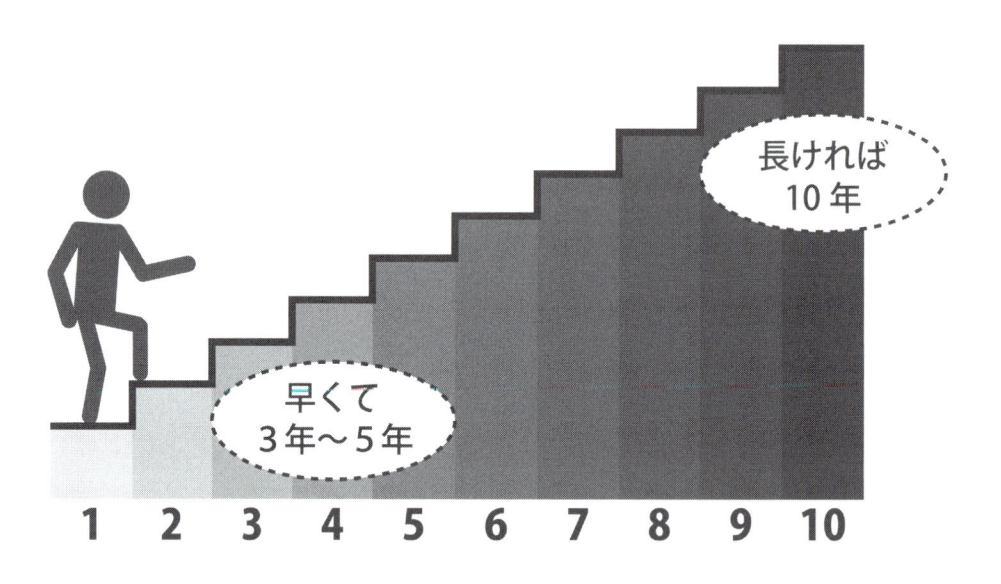

長ければ
10年

早くて
3年〜5年

1　2　3　4　5　6　7　8　9　10

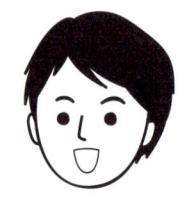

文化として定着するには
時間がかかる！

1年は準備期間
ココが
ポイント！
大事なことは
途中でやめないこと

佐藤・はるかさん，サポートお願いします（笑）。

はるか・板など安価な材料でコストもあまりかからないし，これがうまくいったらほかの病棟にも導入できますね。その病棟のスタッフのみなさんも，とても喜ばれると思いますよ。

佐藤・ありがとうございます。まず，すずさんは，【対策】に着目したのがグッドですね！　ベッド柵を買い換えるのではなく，自作でつくろうというアイデアは褒めるべきですね。そしてはるかさん，素晴らしいポイントが３つあります。１つ目は，コストがかからないと伝えた部分。２つ目は，ほかの病棟にも貢献できるということを伝えた部分。３つ目は，それによってほかの病棟のスタッフから喜ばれると伝えた部分です。本人はもちろん，自分の病棟のスタッフに報告したら，きっとみんなモチベーションが上がりますよね！

はるか・なるほど。これが，変革のサイクルでいう「実感と意欲」につながり，また問題解決をやってみようという空気に変わっていくのですね。

佐藤・まさにそのとおりです！　変革のサイクルが一回りするたびに，空気が変わる。空気が変わるからもう次の一回しにつながる。こうやってグルグルと変革のサイクルを回し続けることこそが，組織変革のあるべき姿なんです。

組織変革は３年〜５年，長ければ10年の勝負

はるか・どのくらいで組織は変わっていくのでしょうか？　半年くらいですか？

佐藤・もちろん組織は少しずつ変わってはいきますが，基本的に，組織変革は３〜５年，長ければ10年かけなければ実現できません。

すず・え〜！　そんなにかかるんですか!?

佐藤・はい。文化として定着するまでは，どうしてもそのくらいかかるんです。だから私はいつも「１年は準備期間だと思ってください」と言っています。

はるか・１年は準備期間…。でも，逆にそう考えると，少し気が楽になります。

佐藤・実は，私がかかわっている医療機関のリーダーの方々も，このようにお伝えすると，みなさん「ほっ」とされます。リーダーという立場上，どうしても早く組織変革の成果を出さなければならないと考えてしまうのは当然ですが，決して焦る必要はありません。

すず・焦ってしまって自分がつぶれちゃったらダメですもんね！

佐藤・そう，組織変革で大切なことは，途中でやめないこと。そのためにも，なにより自分自身がつぶれてしまわないように，すぐに組織が変わらなくても「でもまあ，１年は準備期間って言ってたし，こんなもんかな！」と，気楽に構えておいてください。

組織の2：6：2の法則

どんな組織も必ず2：6：2にわかれる

積極的に頑張ってくれる人たち

推進派 2割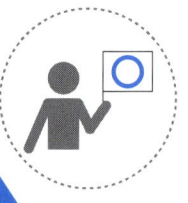

どちらにつくと得かを見ている人たち

慎重派 6割

抵抗派 2割

いつも文句ばかりで頑張らない人たち

ココがポイント！

それぞれの層によって働きかける順番とやり方が異なる

組織の2：6：2の法則とリアリズム

組織は2：6：2にわかれる

佐藤・ここからは，いよいよ組織変革のリアリズムの核心に迫っていきます。組織変革の地図の中の三角形を見てください。**どんな組織であろうと，推進派2割，慎重派6割，抵抗派2割にわかれる**。これを**組織の2：6：2の法則**と言います。推進派は「放っておいても積極的に頑張ってくれる人たち」，抵抗派は「どんな時も文句ばかりでどうやっても頑張らない人たち」，そして慎重派は「推進派と抵抗派のどちらについた方が得かを見ている人たち」です。

はるか・どんな組織でも，ですか？

佐藤・はい。どんな組織でも，驚くほどこのとおりになります。私が組織変革をお手伝いしているある医療機関のリーダーは，当初「いや，私たちのところは8：2（頑張る8割と頑張らない2割）です！」と言っていたのですが，数カ月後にお会いした時には「やっぱり，2：6：2になってました…」とおっしゃっていました。1つ肝心なことは，これはスタッフ一人ひとりの能力とは関係がないということ。どんなに優秀な人たちが集まっても2：6：2になりますから，「ウチのスタッフの能力が足りないから…」と嘆く必要はありません。ちなみに，仮に抵抗派の2割を除いても，残り8割の中で2：6：2ができ上がるというのは，有名な話です。まぁ，全体のレベルは上がりますけど。

すず・この2：6：2を理解することって，組織変革に役立つんですか？

佐藤・役立つどころか，これを理解しておかなければ，組織変革は実現できません！なぜならば，変革のサイクルを回す上で，**どこの層にどのように働きかけなければならないのか，その順番とやり方が決まっている**からです。

はるか・組織変革という話なので，組織全体に働きかけていくのだとばかり思っていましたが，そうではないのですね。

佐藤・それでは，2：6：2の法則にもとづいて，どのように変革のサイクルを回していくかを，具体的に学んでいきましょう。お2人はまず，問題解決型リーダーとして「組織学習と共通言語づくり」のために院内研修を企画しながら，裏では実行計画に向けて，**推進派2割がどのスタッフなのかを見つける**作業から始めなければなりません。

はるか・つまり，問題解決の地図を率先して自分の部署で使ってくれそうなスタッフを見つけるということですか？

佐藤・そうです！　お2人が「ちょっとコレやってみてくれます？　こういうの絶対好きですよね〜？」と声をかけた時に，「好き好き！　いいですよ〜！」っ

スモールウィンをつくれず失敗してしまうと…

抵抗派が水を差すことによって組織の空気が白けてしまう

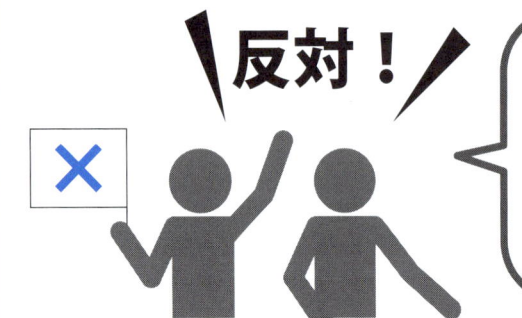

反対！

×

だから私たちは最初から反対だったんです！

やっぱり
やめようか

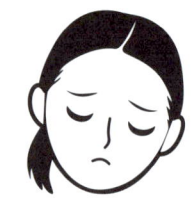

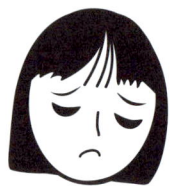

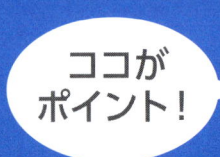

ココが
ポイント！

推進派を見つけ絶対に成果を出しスモールウィンをつくる

て言って，積極的にやってくれそうなスタッフです。この**推進派の人たちが，現場で実際にスモールウィンの種である成果をつくっていってくれる**のです。

すず・自分の部署だったら何人か顔が浮かぶんですけど，他部署のスタッフってよくわからないです（汗）。

佐藤・その場合は，2つの方法で見つけてください。最も良いのは，他部署の責任者に見つけてもらうことです。自分の部署のスタッフのことなので，すぐに「ああ，あの人とあの人だわ」って感じで見つけてくれると思います。もう1つが，院内研修の時に，積極的に発言している人を探すこと。そのような組織学習の場でも，やはり2：6：2ができるので，院内研修をフィルターがわりにして推進派を見つけていくのです。私はよく，問題解決型リーダーの方々に，「研修を眺めながら推進派を探しておいてください」と言っています。

はるか・たしかにどちらかのやり方をすれば，推進派のスタッフを見つけるのはそれほど難しくなさそうですね。

佐藤・ただ，ここで肝心なことは，推進派のスタッフを間違えないことです。例えばよくあるのが，職位が高い人を推進派と判断すること。職位が高い人が推進派とは限りません。逆に，職位が高いがゆえに慎重派や抵抗派であることもあります。ですので，職位と推進派かどうかは，わけて考えてください。

すず・それで，どうして間違って選んだらダメなんですか？

佐藤・**現場で問題解決を実行し成果を出せるかどうかは，推進派の人たちにかかっている**からです。そして，**変革のサイクルの回し始めは特に，絶対に成果を出してスモールウィンにしなければならない**のです。

はるか・先ほどから感じていましたが，先生はスモールウィンにとてもこだわりがありますよね。なぜ，それほどこだわるのですか？

佐藤・それは，絶対に失敗をしてはならないからです。なぜなら，一度でも失敗をしてしまうと，抵抗派がそれを武器にして，「やっぱりダメだったじゃないですか！　ただでさえ忙しいのに，そんなわけのわからないことをするからですよ！　だから私たちは最初から反対だったんです！」と，猛烈な抵抗をしてくるんです。

すず・うわ～，ほんとにありそう～！　怖い怖い…！

佐藤・**変革のサイクルの回し始めの時は，空気がとても不安定**です。せっかく問題解決をやっていこうと空気が変わり始めているのに，**水を差す**抵抗派の一言によって，「やっぱりやめようか…」っていう「**白けの空気**」が一気に広がってしまいます。このように，**いったんネガティブな空気に支配されたら，組織変革は非常に困難になり，相当に成功確率が下がる**と思ってください。

空気づくりは慎重派がカギ

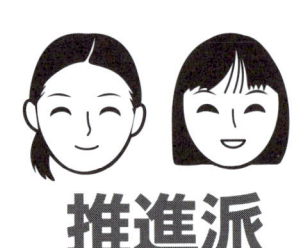

推進派

> ドンドン問題解決を
> やっていきましょう！

**どっちに
ついた方が
得だろう？？**

> どうしようか…
> どっちがいいかな

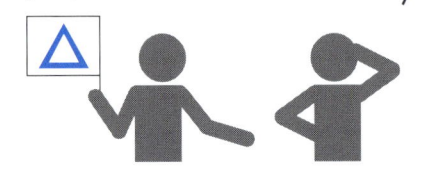

慎重派

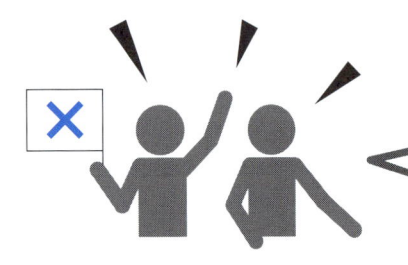

抵抗派

> そんなことやる
> 必要なんてない！

ココが
ポイント！

**推進派につけばポジティブな空気
抵抗派につけばネガティブな空気
がつくられる**

組織の空気は慎重派6割が握っている

はるか・推進派はやっていこうと積極的ですよね。それなのになぜ，そんなにカンタンに「白けの空気」が広がるんですか？

佐藤・それは，**組織の空気は，慎重派の6割が握っている**から。実は，推進派でも抵抗派でもないんです。両者にはそれぞれのパワーがあり，それぞれに空気を変えるチカラを持っています。しかし，**実際に空気をつくるのは，組織の大多数を占める慎重派**なんです。

はるか・**推進派と抵抗派は空気を「変える」チカラがある。慎重派は空気を「つくる」チカラがある**。この「変える」と「つくる」は違うのですね。

佐藤・そう，だからこの2つは明確にわけて考えなければならない。そして，ここが組織変革の肝中の肝なのですが，この**慎重派が空気を「つくる」ために，スモールウィンが絶対に必要**なんです。

すず・先生は最初の慎重派の説明の時に，「どちらについた方が『得』かを見ている」と言いましたよね!?　慎重派って，今言ったスモールウィンっていう自分たちにとっての「得」があるかどうかで決めるってことですよね？　それって慎重派の方々にちょっと失礼じゃないですか!?

佐藤・有意義な指摘ですが，じゃあ，その「得」というものが，慎重派の人たちが救いたい患者さんを救うことができたスモールウィンだったら？　慎重派の人たちは嬉しくないですか？　すずさんだったら，また自分たちでスモールウィンをつくりたいと思いませんか？

すず・うっ…。そ，それはもちろん思いますけど（汗）。

佐藤・その感情を単純化したのが「得」って言葉に過ぎません。言葉そのものやそれに対する思い込みにとらわれないようにしたいですね。

はるか・先生，慎重派という名前だけあって，自分たちですぐにスモールウィンをつくろうとはしないですよね。それは推進派の様子を伺ってから，どうしようか判断していると考えていいのでしょうか？

佐藤・まさにそのとおりです！　アスリートもそうで，憧れの選手がいるから，「同じようになりたい！　やってみたい！」と思い，夢を追いかけていきますよね。つまり，**人を動機づけるにはロールモデルが必要不可欠**なんです。誰もやったこともないことを果敢にやろうとするのは，誰にでもできることじゃない。でもロールモデルとなる人たちがいれば，それが希望になる。組織変革もそうです。実際に現場で問題解決し，スモールウィンをドンドンつくっていっている。そのような推進派の姿を何度も見るにつれて，「そろそろ，私たちもやってみようかな？」という空気が，少しずつつくられていくんです。

抵抗派を変えることはできない

割り切り あきらめることが肝心

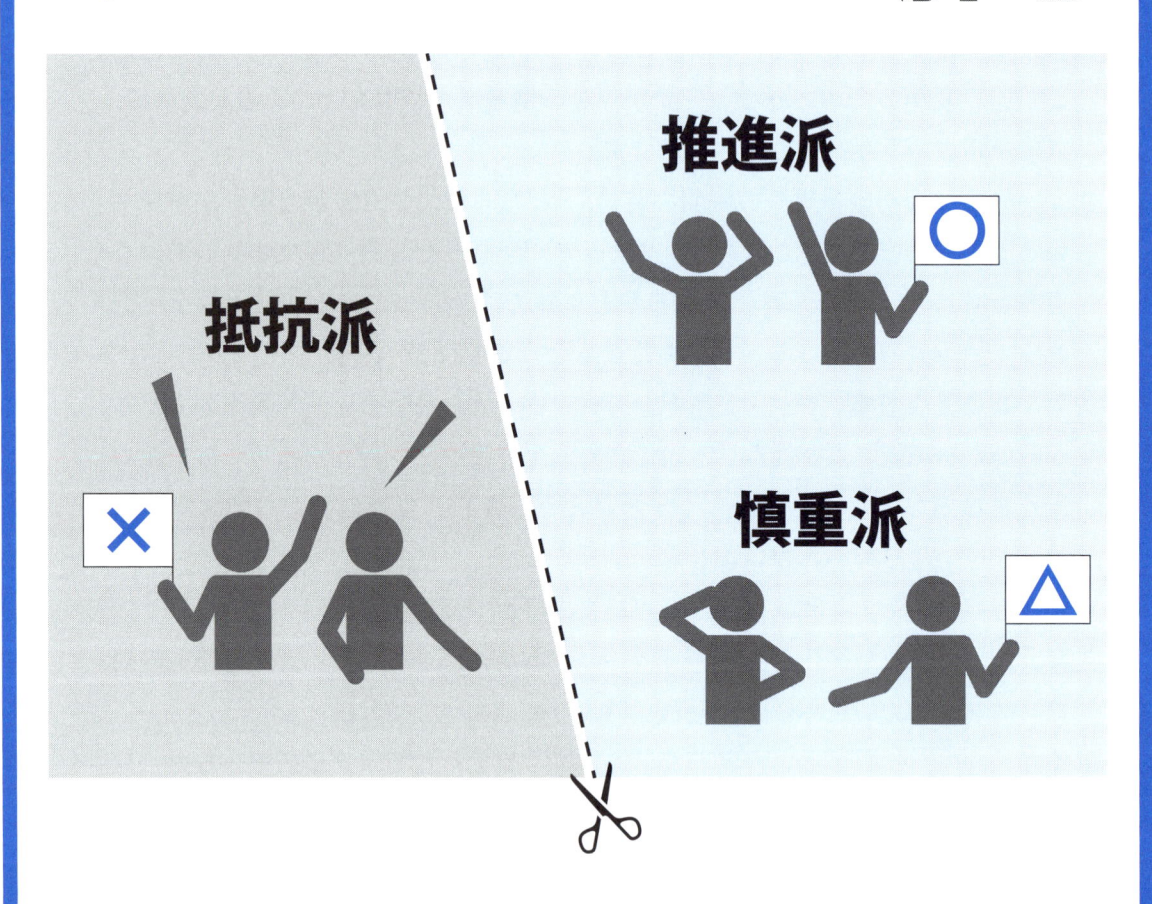

ココがポイント！ 問題解決型リーダーの限られた資源をどこに使うのかを選びそれ以外の選択肢を捨てる

すず・だからこそ，変革のサイクルを回し始める時は，私たち問題解決型リーダーが，推進派のスタッフにスモールウィンをつくってもらうように働きかけていく必要があるんですね！

佐藤・すずさん，リーダーの意識が芽生えてきていますね！　そのとおり！　そこにだけ徹底的にこだわってください。何度でも言いますが，絶対に，成果はスモールウィンにすること！　何が何でも絶対に！　です。

はるか・先ほども，失敗をつくってしまったら，抵抗派がそれを武器にして水を差してくるとおっしゃいましたが，これを防がなければならないのは，やはり慎重派を見据えてのことですか？

佐藤・まさに！　抵抗派が水を差してくると，その**ネガティブなパワーに恐怖した慎重派は，「やっぱり何もしない方が得だわ」と感じてしまう**。そして，組織の空気全体が一気に白けるんです。その後に，いくら推進派が「次はうまくいきます！」と言ったところで，時すでに遅し。推進派の「未来の希望・願望」と，抵抗派の「過去の失敗の事実」のどちらが強いかは，火を見るよりも明らかです。こうなると，組織変革は失敗するか，相当に成功することが難しくなってしまいます。

すず・ピンと来たんですけど，先ほど先生がいつも言っているとおっしゃってた「1年は準備期間」っていうのは，推進派がスモールウィンをつくるために必要な期間という意味なんですか !?

佐藤・そのとおりです！　推進派がスモールウィンをつくり続けることを，私は**「スモールウィンの残高を増やす」**と表現していますが，スモールウィンの残高を増やして，慎重派を動かし始めるのに必要な期間を意味します。それだけで，1年なんてあっという間に経ってしまうんですね。

抵抗派は変えられないと割り切り，あきらめる

はるか・推進派がスモールウィンの残高を増やし，何年もかけて慎重派を少しずつ変えていく。では，残る抵抗派はどのように働きかければ，変えることができるのでしょうか？　慎重派を変えるよりも，はるかに難しい気がしますが。

佐藤・結論から言いますね！　あきらめてください！

はるか，すず・ !?

佐藤・？　もう一度言いますね！　あきらめてください！

はるか・で，でも，抵抗派こそ変えなければいけないのではないですか？

佐藤・それはべき論ですよね。なぜ私が2：6：2の法則をお2人にお伝えしたか。それは，それが**組織の原理原則**だからです。したがって，**抵抗派が抵抗派**

本当に頑張っているスタッフが報われる組織をつくらなければならない

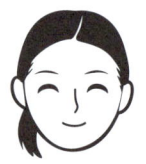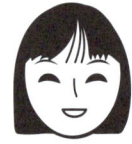
推進派

> とても不安だったけど
> 行動してよかった！

> 私たちも
> あの人たちの
> ようになりたい！

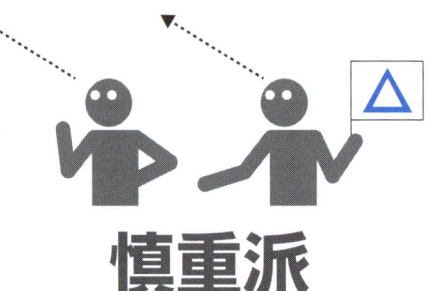
慎重派

ポジティブな空気

ココが
ポイント！

ポジティブな空気を定着させ
抵抗派が表立って反論できなくなれば
組織変革の1つの成功

として居続けることは原理原則であり，変えることはできないのです。だから，あきらめるしかない。**組織変革の戦略も選択と捨象**。問題解決型リーダーの限られた資源をどこに使うのかを選び，それ以外の選択肢を捨てなければなりません。これがリアリズムであり，ここから目を背けてはならないのです。

すず・**問題解決型リーダーは，抵抗派を変えることをあきらめて，推進派に自分の時間とか労力とかを集中しないといけないんですか…。**

佐藤・組織のマネジメントで，一番大事なコトって何だと思いますか？　それは，**「本当に頑張っているスタッフが報われる」組織にすること**です。推進派の人たちは，誰に何を言われるまでもなく，積極的に行動し成果を出す。でも実は，私が出会ってきた多くの推進派の人たちがそうであったように，とても不安なんです。だからこそ，その不安で心が折れそうな**推進派の人たちを支え，伴走し，スモールウィンを一番先に体感させてあげる**。ここにこそ，問題解決型リーダーの限りある資源を投入すべきなんです。こうやって本当に頑張っているスタッフが報われる組織にしなければ，慎重派もそれに憧れ目指したいと思うはずがありません。

はるか・目が覚めました。本当にそのとおりですね。私たちが問題解決型リーダーとして現場で組織変革を行ううえで，一番大切なことを学んだ気がします。

佐藤・もちろん，単なる思い込みや固定観念で，「あの人は抵抗派だから」と決めつけてはいけません。推進派がつくり続けるスモールウィンの残高を抵抗派だと思われる人たちにも見せ続けてください。そのための対話も必要かもしれません。でも，それでも変わらないのであれば，それからの時間は推進派により多く使ってください。今，**スモールウィンを抵抗派にも見せ続ける**と言いましたが，これは，本人たちが変わらなかったとしても，表立って抵抗しにくくするためでもあります。そうしているうちに，**少しずつ，組織変革を続けていこうというポジティブな空気が組織に定着していきます**。人は空気には抗えません。ですので，**抵抗派の人たちは，少なくとも表向きには抵抗することをやめます。そうなれば，組織変革の１つの成功**と言えます。

はるか・組織を２：６：２でわけて考えるというのは，本当に目から鱗でした。同時に，これまで組織がどうして変わらなかったのかが，ようやくわかりました。

佐藤・この２：６：２の法則は，実は組織のスタッフごとだけではなく，部署ごとでも，病院ごとでも，地域ごとでも同じように適応できます。地域包括ケアの時代，地域を巻き込み問題解決していく，言ってみれば「地域変革」も，基本的に今お２人が学んだことと同じやり方にもとづきます。ですので，まずは自分の組織から，しっかりと変革の経験を積んでおいてください。

組織変革の副作用「変革疲れ」

一時的に業務が**非効率**になる

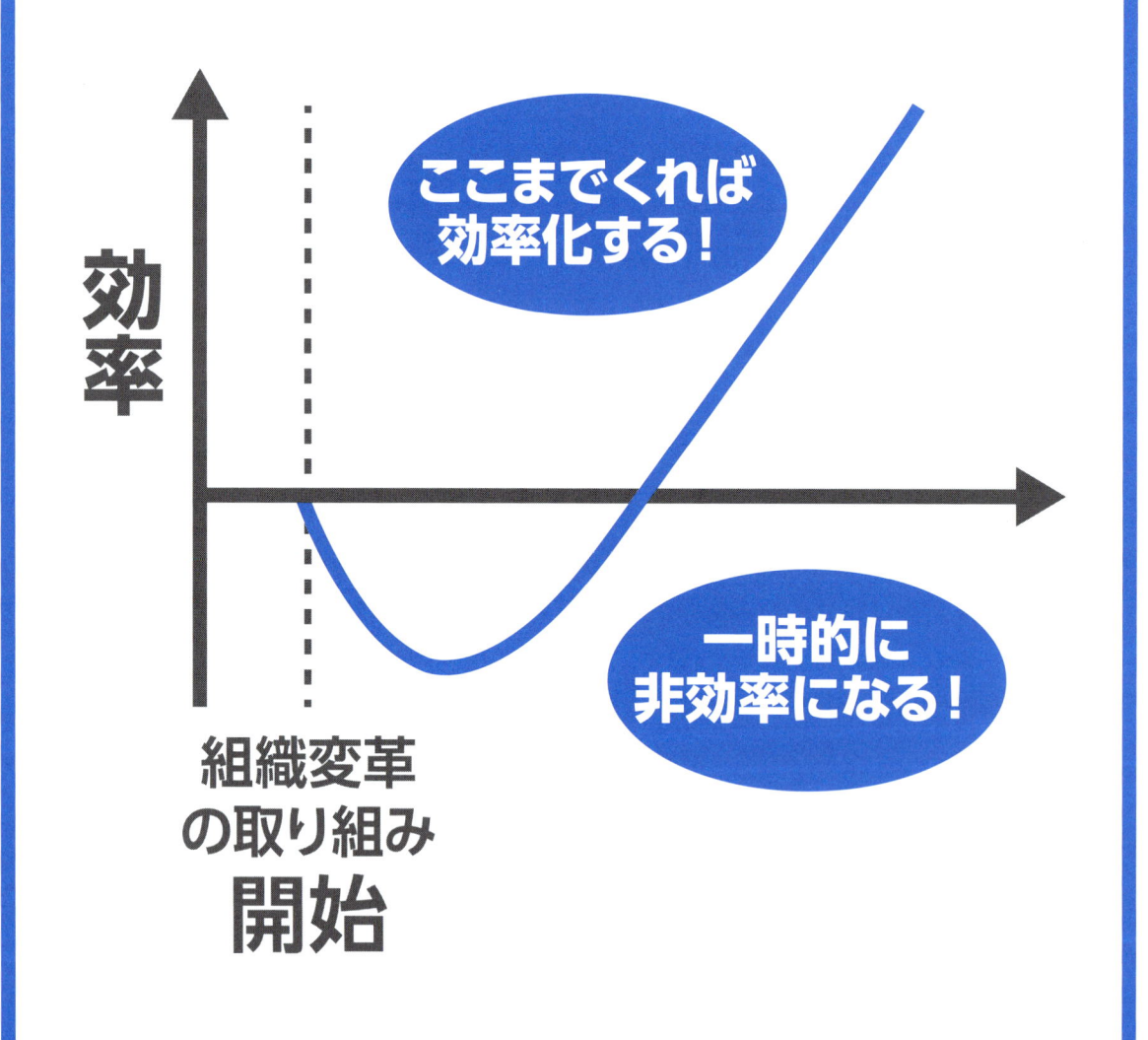

効率

ここまでくれば
効率化する！

一時的に
非効率になる！

組織変革
の取り組み
開始

ココが
ポイント！

**増え続ける業務を減らし
スモールウィンをつくり
変革疲れを防ぐ**

組織変革の副作用に備える

組織に必ず訪れる変革疲れ

佐藤・組織変革も準備8割。それをやるうえで起こり得る副作用をいかに事前に理解しておき，来るべき時に備えておくかが，変革の成否を決めるほど重要になります。その**副作用とは，「変革疲れ」**です。

はるか・変革をしていくことに，みんなが疲れてしまうということですか？

佐藤・そうです。その背景には，変革では避けて通れない「**問題を解決すればするほど，一時的に業務が非効率になる**」というジレンマがあります。問題解決の地図を今一度思い出してみてください。【問題】−【原因】−【対策】の流れでつくられた問題解決プランって，言い換えれば「新しい業務」のプランですよね。これだと，業務がドンドン増えていってしまいますよね？

すず・私，ちょっと慣れない業務をするだけで，焦ってよくミスしちゃいます（汗）。

佐藤・業務を効率化させるために問題解決をしているはずなのに，問題解決することによって業務が非効率になる。このジレンマによって，徐々に組織全体に疲れが溜まり，「やらない方が楽…」という白けの空気に変わってくる。

はるか・私も以前，ある取り組みを主導してやった時，じわじわとそんな空気が広がってきて。それで結局，その時の取り組みは途中でやめちゃいましたね。では，その変革疲れはどのくらいで組織に起こってくるのですか？

佐藤・だいたい，半年くらいから起こり始め，1年ほどで結果がわかります。この間に処方せんを出さなければ，組織変革は失敗の方向に向かっていきます。

すず・副作用の処方せんって!?

佐藤・とてもシンプルです。**新たに業務が増えるのであれば，別の業務を減らせばいい**だけ。でも，言うは易し。この「業務をやめる」ということが，本当に難しいんです。なぜならば，**業務にスタッフの情理が絡みついている**から。「でも，この業務をやめると困る！」「やめるということは，これまで真剣にこの業務をやってきたことに意味がなかったってことですか？」。このようなスタッフそれぞれの複雑な情理が，業務をやめることを拒むんです。

はるか・たしかに。だから業務は増えていくのですね。

佐藤・その情理を振りほどき，業務をやめていくために大事なコトは，これもやはり**スモールウィン**。つまり，**「やめた方がいいことがあった」という事実をつくり上げ，説得する**しかありません。なので，「やめてみたら業務が楽になりましたよね！」「あの業務をやめたおかげで，重要な業務ができるようになってよかったですね！」といった空気をつくり上げていってください。

医療現場にある2つの世界

①合理 + **②情理**

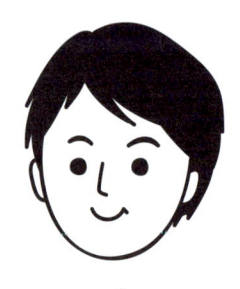

正しいか
どうかの世界！

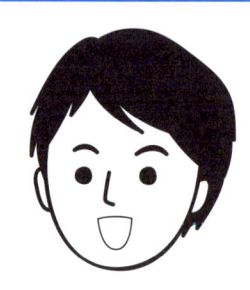

どう感じるか
の世界！

ココが
ポイント！

**合理だけでは
組織は動かない**

合理と情理の世界と空気の支配

現場には「合理」と「情理」の2つの世界がある

佐藤●これまで，組織変革の地図をよりどころに，そのリアリズムに触れていきました。では，実際に組織変革の地図を使う際に，絶対に理解しておかなければならないことを，これからお伝えします。それは，**現場には「合理」と「情理」の2つの世界がある**ということです。

すず●合理って論理的とかって意味ですよね。それは何となくわかるんですけど，情理って何ですか？　そういえば，前の授業でもちらっと出てきましたよね！

佐藤●**合理とは「正しいかどうか」という論理的な世界。それに対して，情理とは「それをどう感じるか」という，感情的な世界**です。よくありますよね。「言っていることは正しいけれど，あの人に言われたくない！」っていう会話。

はるか●ありますね。実際に私も顔が浮かびます。これが情理の世界なんですね。

佐藤●そうです。**合理がなければ組織は動きませんが，合理だけでは組織は動かない**。そこに渦巻く情理を理解しておかなければ，いくら正論を振りかざしても，極論，「嫌なものは嫌なんです！」という一言で，一瞬にして合理なんて破綻してしまいます。

はるか●合理と情理という言葉を聞いて思い返すと，先ほどの2：6：2の法則にもとづいた話も，推進派，慎重派，抵抗派のそれぞれの話は，ほとんどが情理に関することでしたよね？

佐藤●まさにそこに気づいてもらいたかったんです！　そして，その**情理の集合体が，何を隠そう「空気」**。何度も言いますが，目に見えない，手も触れられない空気という「モンスター」には，誰も抗うことはできません。だから，**組織の空気の中で，明らかに間違っているとわかっていることを，みんながそう思っていながら，誰もそれを指摘できない**。結果，間違ったことが患者さんにまで届いてしまう。象徴的なのが，**空気の支配の中で人は「せざるを得なかった」という言葉を使う**んです。「ああ言わざるを得なかった」「ああせざるを得なかった」ということは，自分の意思ではないということ。これは，頭が良い悪いの問題ではなく，いかに能力の高い優秀な人間でも，空気に支配されてしまう。それだけ強大なチカラを持った空気に対して，私たち医療者はこれまで，あまりに無防備だった。だから，組織を変革することもできず，間違ったことが間違ったまま行われ，みんなを不幸にしてきた。だからこそ，これからは，**空気に支配されるのではなく，空気を意図的につくる**ことによって，本当の組織変革を実現していかなければなりません。

空気は言葉から生まれる

① **言葉に同調**することで
空気が固まり始める

▼

② **沈黙も同調。空気の密度が濃くなる**

▼

③ **みんな，同調せざるを得なくなる**

▼

外部の人のチカラで打ち破る

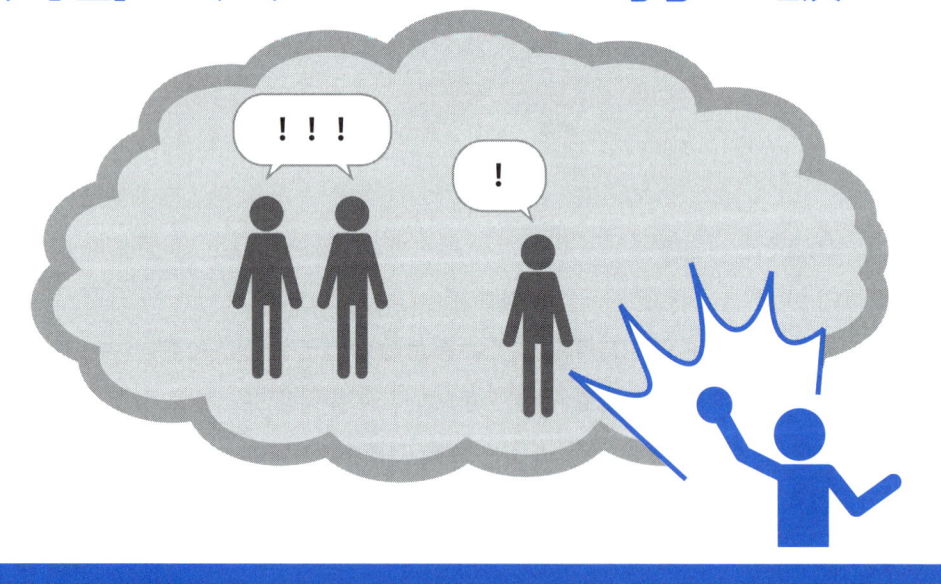

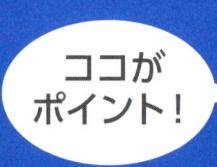

ココが
ポイント！

**内部の人にしかできないこと
外部の人にしかできないこと
がそれぞれある**

空気はこうしてつくられる

すず・とても苦しい話なので，ホントは逃げちゃいたいです…。でも，組織を変えていって患者さんに貢献するためには，避けては通れないんですよね。

佐藤・絶対に避けては通れません。ならば，空気に向き合い，空気の正体を知るしか方法はない。ですので，空気がどうやってつくられるのかを学びましょう。**空気はまず，言葉から生まれます**。その言葉に他者が同調することで，空気が固まり始めます。同調とは情理的な反応。それを聞いて「どう感じるか」の世界。ですが同調とは，「それいいよね！」という賛同だけではありません。何も言わないこと，つまり**沈黙も同調**です。たとえ，実は反対だったとしてもです。同調によって空気の密度が濃くなると，他者はさらに同調せざるを得なくなります。そしてまた，空気が固まっていく。空気が完全に固まってしまうと，もはや**組織の内部の人には，それを打ち破ることができなくなります**。

内部の人では，空気を打ち破ることはできない

はるか・なぜ，内部の人では空気を打ち破れないのでしょうか？

佐藤・空気のなかにいるからです。例えば，ある問題解決型リーダーが，空気を打ち破ろうと，新しい取り組みを実施するとしましょう。そうすると，ほかのスタッフは，「これまでそんなこと言わなかったのに，いきなり何なんですか!?」と反発するか，「ああ，あの人いっつも口だけだから，どうせほっといたら，またすぐ気が変わるよ！」と無反応になるだけ。**同じ組織のムラ人同士，関係性ができ上がってしまっている**ため，そのリーダーの人となりが，ほかのスタッフに完全にバレてしまっているんですね。

すず・じゃあ私たちも，いくら頑張っても自分の組織を変えることは無理ってことじゃないですか!?　どうすればいいんですか!?

佐藤・内部の人では空気を打ち破れないなら，**外部の人のチカラを使えばいい**んです。外部の人は，その組織のムラ人ではないため，空気に支配されていませんから。

はるか・どうやって外部の人のチカラを使えばいいのですか？

佐藤・一番実現可能性が高いのが，院内研修に外部講師を呼ぶことです。外部講師は権威づけされているので，同じ言葉でも「外部講師の話なら聞こうか」という姿勢ができる。それを利用しながら，裏では年単位で，綿密に外部講師と実行計画を地道に立てていくんです。

はるか・空気を打ち破ることで内部の人を動かしていきたいのに，内部の人だけではそれができない。なぜこれまで自分の組織が変わらなかったのか，その理由がようやくわかりました。

問題解決型リーダーがバスを走らせる

① 問題解決型リーダーが
**⇒一人の医療者としてではなく
リーダーとして**

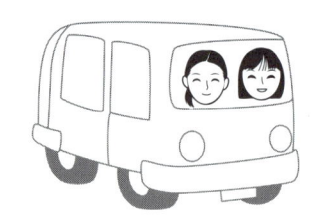

② 目的地に向けて
⇒医療のビジョンに向けて

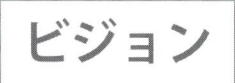

③ 推進派と慎重派の人を乗せて
**⇒ビジョンに同意してくれる
人を乗せて**

④ 道中の石を取り除きながら
⇒問題解決と組織改革を行い

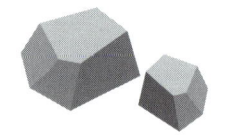

⑤ 停留所で抵抗派の人を降ろし
⇒同調しない人はあきらめて

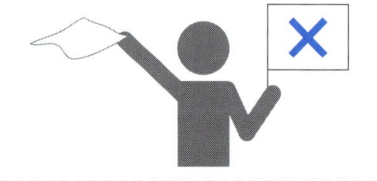

⑥ 組織（バス）を走らせる
**⇒ノンテクという運転技術で
バスを走らせる**

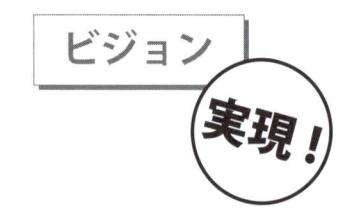

実現！

**ココが
ポイント！**

**ノンテクという運転技術で
目的地（医療のビジョン）に
向かっていく**

組織で問題解決の旅をしていく

医療のビジョンに向けて組織というバスを走らせる

佐藤・いよいよノンテク授業も終わりに近づいてきました。最後は，問題解決型リーダーが運転手として，ノンテクという運転技術を使って走らせるバスの話をしたいと思います。病院でも地域でも，目指すべき目的地（ビジョン）というものがあります。その目的地に向けて組織というバスを走らせる時に，最も重要なのが，「誰に乗ってほしいのか」です。本当は福岡を目指したい人が，東京行きのバスに乗り間違えないように，問題解決型リーダーが，「これは東京行きのバスです！　お乗り間違えのないように！」と，案内表示を見せながらハッキリお知らせしなければなりません。その案内を正しく理解しバスに乗ってきた人たち（推進派），途中で乗ってきた人たち（慎重派）とは，できるだけ楽しい旅になるように，道中に転がっているたくさんの石を一緒に取り除いていきます（問題解決と組織変革）。途中，石を取り除くことに疲れてきたら，「ここに寄るのはやめて，次の場所まで直行しましょう」といって疲れを取っていく（変革疲れへの対応）。そうこうしているうちに，「やっぱり私大阪に行きたいんです！」という人（抵抗派）には，「ではいったん停まりますので，大阪行きのバスに乗り換えてください。でも，また東京に行きたくなったら一緒に行きましょうね！」といって笑顔で見送る。こうして，東京までバスを走らせていく。これが，これからの多職種連携時代における，医療のあるべき姿なのです。

はるか・私はこれまで，患者さんを救うために一人の医療者として働いてきました。そしてそのために，自分なりにたくさん勉強し，技術を身につけてきたつもりでした。でも，患者さんを救うための技術だけではなく，問題を解決し組織を変える技術も身につけなければ，本当に患者さんを救うことはできないことを，このノンテク授業で学び痛感しました。だからこそ，それを知った私たちが，やらなければならないんですよね。

すず・私はノンテク授業を受けるまで，自分がリーダーになるなんて，おこがましいことだって考えてました。私自身，専門技術すらまだまだ未熟だし…。でも，授業を通じて，この学びを実践して組織を変えていかなきゃいけないって思うようになりました。だって，このことでみんな苦しんでいて，誰かがやっていかないと，医療は良くならないんだから。だから，はるかさんが言うように，私たちが問題解決型リーダーとして，これからそれを成し遂げていこうと思います。

おわりに

　本書は，これまで筆者が伴走してきたさまざまな医療機関のリーダーのみなさん，ノンテクを自施設や地域に広めているノンテクエヴァンジェリストのみなさん，日総研出版の池辺成人さん，柴山政広さん，そして10年の臨床経験で出会った多くの患者さんとともにつくりあげた，ノンテクの実践教科書です。

　ノンテク授業の最後に示した「医療のビジョン」とは何か。それは，「医療そのものがテクノロジーになる」未来です。ただ，その未来にたどりつくための最大の難所が組織であり，空気の支配による排除の論理が，最後の最後までテクノロジーを拒み続けるでしょう。「組織は組織であるがゆえに意思決定を間違える」ということは，過去の歴史において，究極の有事のなかの組織が証明した事実であり，結論です。

　だからこそ，ノンテクを身につけた医療現場の問題解決型リーダーが，テクノロジーを受け入れ使いこなす組織に変革していかなければならない。これは，医療の未来を決定づけるほど重要な営みです。

　組織変革は長い年月がかかるからこそ，医療のビジョンが見えているのなら，ノンテクの実践教科書を片手に，今この瞬間から行動するのみ。

　その勇気ある一歩が，あるべき医療の未来を創る。私はそう確信しています。

2016年11月

━━ 著者プロフィール ━━

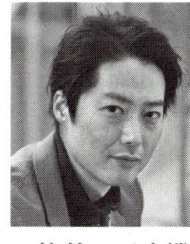

佐藤和弘
メディカルアートディレクター

　複数の医療機関で約10年間透析医療に従事しながら，グロービス経営大学院に進学，MBA（経営学修士）を取得。現在，院内研修などを通じて多数の医療者にノンテク教育を提供し，医療機関の問題解決と組織変革をサポートしている。また，現場教育者や医療系教員へのFD（Faculty Development：講師開発）も行っている。

院内研修などのお問い合わせはお気軽にご連絡ください。

E-mail：k.sato@medi-pro.org

Web：http://www.medi-pro.org/

Facebook：https://www.facebook.com/satokazuhiro1980

ノンテクニカルスキル実務編 問題解決型リーダーになる4つのチカラ

2016年11月 5 日 発行	第 1 版第 1 刷
2020年 2 月17日 発行	第 3 刷

著者：佐藤和弘（さとう かずひろ）Ⓒ

企　画：日総研グループ
代　表：岸田良平
発行所：日総研出版

本部	〒451-0051 名古屋市西区則武新町 3 - 7 - 15（日総研ビル） ☎ (052) 569-5628　　FAX (052) 561-1218
日総研お客様センター	名古屋市中村区則武本通 1 - 38 日総研グループ縁ビル　〒453-0017

電話 0120-057671　FAX 0120-052690

［札　幌］☎(011)272-1821	［仙　台］☎(022)261-7660	［東　京］☎(03)5281-3721
［名古屋］☎(052)569-5628	［大　阪］☎(06)6262-3215	［広　島］☎(082)227-5668
［福　岡］☎(092)414-9311	［編　集］☎(052)569-5665	［商品センター］☎(052)443-7368

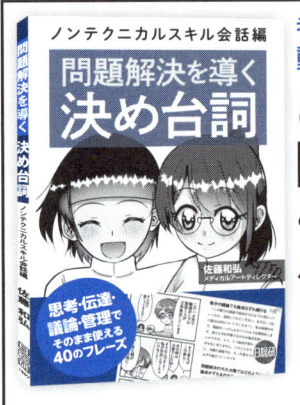
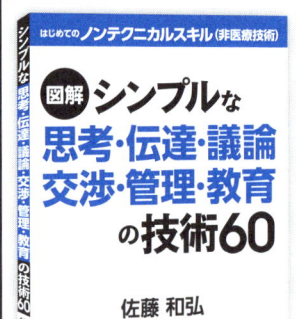

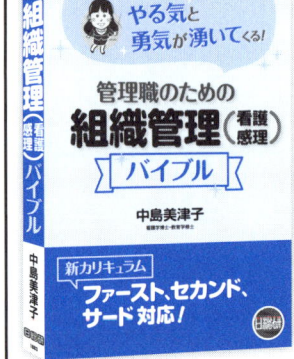

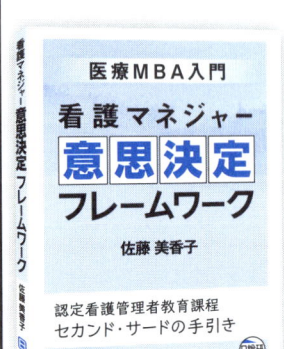
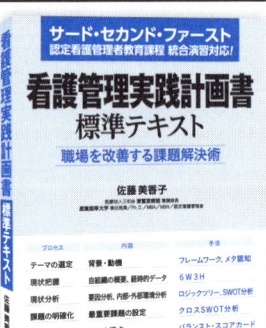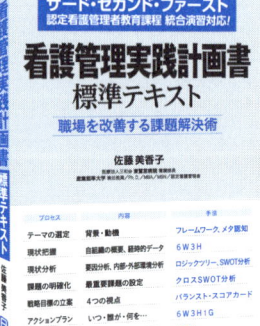
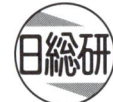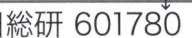